多巴胺基微纳米材料在生物医药中的应用

李红　著

中国石化出版社

内 容 提 要

本书对多巴胺基微纳米材料在生物医药中的应用作了较为全面的总结。从介绍神经递质多巴胺分子的基本特性开始，进而阐述受贻贝黏附蛋白启发以多巴胺为前驱体制备聚多巴胺的机理及其影响因素；然后分别介绍几种典型多巴胺基微纳米材料的构建方法与调控策略，包括聚多巴胺纳米粒子、核/壳结构、微胶囊、聚多巴胺薄膜等；最后，重点探讨多巴胺基微纳米材料在疾病检测、生物成像、药物输送、光热疗法、组织工程和抗菌等生物医药领域中的应用进展。

本书可作为化学、材料、医学以及生命科学等相关专业科研人员的参考用书，也可供高等院校相关专业师生参考。

图书在版编目（CIP）数据

多巴胺基微纳米材料在生物医药中的应用／李红著．
—北京：中国石化出版社，2018.7
ISBN 978-7-5114-4964-1

Ⅰ.①多… Ⅱ.①李… Ⅲ.①纳米材料-应用-生物医学工程 Ⅳ.①R318

中国版本图书馆 CIP 数据核字（2018）第 162410 号

中国石化出版社出版发行

地址：北京市朝阳区吉市口路 9 号
邮编：100020　电话：(010)59964500
发行部电话：(010)59964526
http://www.sinopec-press.com
E-mail:press@ sinopec.com
北京富泰印刷有限责任公司印刷
全国各地新华书店经销
＊
710×1000 毫米 16 开本 9 印张 169 千字
2018 年 8 月第 1 版　2018 年 8 月第 1 次印刷
定价：48.00 元

前　言

　　分子仿生的理念为微纳米材料的构建提供了无限的创新发展空间。多巴胺是存在于中枢神经系统中的儿茶酚胺类神经递质。通过仿贻贝黏附蛋白发现，多巴胺能够在碱性溶液中氧化自聚合生成聚多巴胺，而这种聚多巴胺材料几乎可以黏附在任意组成和形状的材料表面，并且具有很多独特的物理化学性质，引起了研究者们强烈的研究兴趣。

　　本书在概述神经递质多巴胺分子基本特性的基础上，介绍了多巴胺氧化自聚合反应制备聚多巴胺的反应机理及影响因素，集中阐述了以多巴胺为构筑基元制备微纳米材料的方法与调控策略，进而着重介绍了多巴胺基微纳米材料在生物医药中的应用，分别探讨其在生物传感、癌症治疗、组织工程和抗菌等领域中的多样性应用。

　　本书共分为4章。第1章介绍了多巴胺作为神经递质的生理作用机制及其对疾病的治疗，以多巴胺为构筑基元的微纳米材料的制备及未来发展所面临的挑战。第2章详细总结了通过仿贻贝黏附蛋白，利用多巴胺在碱性环境下氧化自聚合的反应制备聚多巴胺的反应机理及各种影响因素。第3章着重介绍了几种典型的多巴胺基微纳米材料的构建方法与调控策略，包括聚多巴胺纳米粒子、核/壳结构、微胶囊、聚多巴胺薄膜等。第4章重点阐述了多巴胺基微纳米材料在生物医药中的应用，详细探讨多巴胺基微纳米材料在疾病检测、生物成像、药物输送、光热疗法、组织工程和抗菌等生物医药领域中应用的典型实例。在上述各章节内容的介绍中，引用了大量国际主流学术期刊的研究工作，尤其是生物医药领域内具有一定影响力的课题组的工作。在编写过程中，尽量遵从原文，避免过多的主观分析和推断，便于各位专家和读者进行独立的思考与判断，领悟研究工作本身的科学性和创造性。

本书的编写得到了中国科学院化学研究所李峻柏研究员的指导与关怀。十年前，有幸在李峻柏研究员的指导下，我接触到仿生纳米材料研究，在此向李峻柏研究员表示由衷的感谢。

感谢西安石油大学优秀学术著作出版基金资助出版，感谢国家自然科学基金项目（21703169）、陕西省自然科学基础研究计划项目（2018JQ2047）和陕西省教育厅专项科研计划项目（17JK0600）资助，感谢石油石化污染物控制与处理国家重点实验室和陕西省油气田环境污染控制技术与储层保护重点实验室的大力支持。

作者力求将精准的各章节内容奉献给读者，但由于学识有限，加之时间仓促，书中难免有不当之处，敬请各位专家和读者批评指正。

目　　录

▶*1*

概述

1.1　多巴胺简介

多巴胺(dopamine，DA)是中枢神经系统中主要的儿茶酚胺类神经递质。早在 1910 年多巴胺就已经被人工合成出来，但是直到 1958 年，瑞典科学家 Arvid Carlsson 首次提出了多巴胺是神经递质的概念，人们才逐渐认识到多巴胺在脑内的重要功能[1]。作为一种内源性神经递质，多巴胺主要通过其受体调控椎体外系的运动功能、精神活动、垂体激素的分泌以及心血管功能。此外，多巴胺还参与胃肠道功能、眼内压和视网膜信息传递的调控。多巴胺递质通过多巴胺受体的介导，在尾状核、豆核、伏隔核区黑质及边缘系统中产生生理状态的"自我奖赏"驱动效应，如进食、性爱等需求满足的驱动，属于机体生存必须的神经生理调控系统[2]。

多巴胺的不同作用均是由其特异受体介导的。1972 年，科学家发现多巴胺能够刺激腺苷酸环化酶活性，从而证实了多巴胺受体的存在。Cools 和 Van Rossum 基于药理学和生物化学实验，于 1976 年提出多巴胺存在多个连接位点[3]。1978 年，Spano[4] 将多巴胺受体分为两类，一类能够激活腺苷酸环化酶，另一类不能够激活腺苷酸环化酶。此后，Kebabian 和 Calne[5] 把多巴胺受体分成 D1R 和 D2R 两类。并且，放射性配体连接研究也证实了 D1R 和 D2R 受体的存在及其与腺苷酸环化酶的不同偶联[6]。目前，通过分子克隆技术已经鉴定出 5 种生理功能不同的多巴胺受体。多巴胺受体逐渐被细分为 D1R、D2R、D3R、D4R 和 D5R 等多种受体亚型。其中，D1R 和 D5R 受体亚型统称为 D1R 样受体；D2R、D3R 和 D4R 受体亚型统称为 D2R 样受体[7]。多巴胺受体属于 G 蛋白偶联受体家族。这类受体的基本结构特征包括：有 7 次跨膜的蛋白结构；氨基端位于细胞外，羧基端位于细胞内；第三个胞内环上存在与 G 蛋白偶联的位点[8]。

2000 年诺贝尔生理学和医学奖授予了三位科学家，瑞典科学家 Arvid Carlsson、美国科学家 Paul Greengard 和 Eric Kandel，以表彰他们在研究"神经系统中信号传导"机理方面的突出贡献[9]。其中，Arvid Carlsson 研究发现多巴胺是神经递质，脑内多巴胺的缺乏会引起帕金森病(Parkinson's disease，PD)[1]。而在此之前，人们普遍认为多巴胺只是另一种递质去甲肾上腺素(noradrenaline，NA 或 norepinephrine，NE)的前体。Arvid Carlsson 发明了一种高灵敏度的多巴胺测定方法，发现多巴胺在大脑中的含量高于去甲肾上腺素，尤其是集中在脑部基底核。而脑部基底核是控制运动机能的重要部位。因此，他得出结论：多巴胺本身即为一种神经递质。Arvid Carlsson 还开展其他几项进一步的研究，确定了多巴胺在脑部中起到的重要作用，并指出精神分裂症可以通过药物进行有效的治疗。在此研究的基础上，Paul Greengard 揭示了多巴胺等神经递质在神经系统中的作用机制，确定了突触是神经细胞间的联结。而 Eric Kandel 则发现了修饰突触效能的方法，以及其中涉及的分子机制。

1.2 多巴胺基药物

脑内多巴胺神经功能失调是帕金森病和精神分裂症(schizophrenia)的重要原因。中脑黑质多巴胺神经元变性在帕金森病的发生发展中起着重要作用，治疗该病可以通过使用多巴胺受体激动剂或多巴胺的前体——左旋多巴替代治疗，从而补偿内源性多巴胺的不足。边缘系统多巴胺通路的失衡被认为是精神分裂症等精神病的病因之一。治疗这类疾病临床上通常采用多巴胺受体拮抗剂。此外，多巴胺还具有兴奋心脏、增加肾血流量的功能，用于治疗缺血性、心源性及感染性休克等病症。

最近研究表明，多巴胺还能够控制癌症的生长和转移，例如胃癌[10]、肝癌[11]、卵巢癌[12]、肺癌[13]、乳腺癌[14,15]等。多巴胺的抗肿瘤活性是通过其受体实现的。Borcherding 等[15]发现在乳腺癌中能够表达多巴胺 D1R 受体，并且晚期乳腺癌及其不良预后与 D1R 受体的过表达相关。通过激活 D1R/cGMP/PKG 信号转导通路可以引发体外细胞凋亡以及体内肿瘤的退化。在胃癌中，D2R 受体能够抑制胰岛素样生长因子 I 引发的癌细胞增殖，并且通过 EGFR/AKT/MMP-13 信号转导通路抑制癌细胞的迁移和侵袭[10]。活体和体外实验均证实了多巴胺通过 D2R 受体可以抑制肿瘤内皮细胞和骨髓内皮祖细胞中血管渗透因子与血管内皮生长因子的活性，从而抑制肿瘤的生长[12,16,17]。此外，多巴胺抗血管生成及抑制血管成熟的作用使得儿茶酚胺类物质成为治疗脉管异常类癌症等疾病的新选择[18]。

1.3 多巴胺基微纳米材料简介

贻贝(mussel)具有极强的黏附能力，在海洋中可以吸附在多种固体表面上，如海床、轮船底部等。科学家研究表明，贻贝分泌的黏附蛋白能够黏附在几乎所有的基底材料上，甚至包括聚四氟乙烯[图 1-1(a)]。并且这种天然黏附不存在合成黏合剂在水下或者潮湿环境中的黏结性能差的缺陷，因而备受关注[19,20]。通过对贻贝足丝蛋白进行研究发现，其富含大量的 3,4-二羟基苯丙氨酸(3,4-di-hydroxyphenylalanine, DOPA)这种分子结构[图 1-1(b)~图 1-1(d)]。3,4-二羟基苯丙氨酸中所包含的邻苯二酚基团具有很强的配位能力，能与金属形成可逆的有机金属配合物。而且，邻苯二酚基团被氧化形成醌后能与很多基团反应生成共价键。3,4-二羟基苯丙氨酸分子结构与被黏附基底间形成的多重共价及非共价相

3

互作用是贻贝黏附蛋白具有极强黏附能力的根本原因[21]。

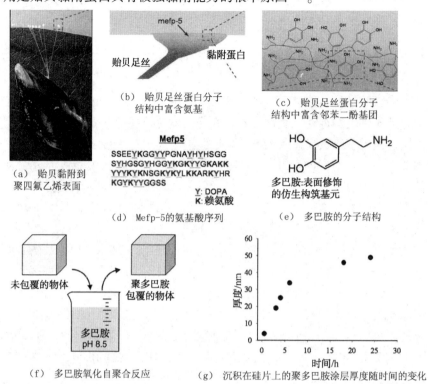

（a）贻贝黏附到聚四氟乙烯表面

（b）贻贝足丝蛋白分子结构中富含氨基

（c）贻贝足丝蛋白分子结构中富含邻苯二酚基团

（d）Mefp-5的氨基酸序列

（e）多巴胺的分子结构

（f）多巴胺氧化自聚合反应

（g）沉积在硅片上的聚多巴胺涂层厚度随时间的变化

图1-1　仿贻贝黏附蛋白结构，通过多巴胺的氧化自聚合反应制备聚多巴胺[22]

科学家研究了贻贝黏附特性的秘密，并且模仿这种超强黏附特性应用于黏附材料的开发[19,23]。考虑到贻贝黏附蛋白中除了3,4-二羟基苯丙氨酸组分，还含有大量的赖氨酸结构，Messersmith 等[22]认为若使材料可以黏附到任何表面上，邻苯二酚和氨基基团必须同时存在。因此，他们选择了同时具有邻苯二酚和氨基基团的小分子多巴胺作为仿贻贝黏附蛋白的前驱体，开发了新型基于贻贝的仿生材料［图1-1（e）］。2007年，Messersmith 等将多巴胺溶解于10mM（mM 表示 mmol/L）的三羟甲基氨基甲烷-盐酸（Tris-HCl，pH＝8.5）的缓冲液中，然后把各种不同基质（金属、金属氧化物、陶瓷材料、聚合物等）的材料浸渍在上述溶液中。在溶解氧气存在的条件下，溶液中的多巴胺发生氧化以及自聚合反应生成聚多巴胺（polydopamine，PDA），并且可以在任意组成和形状的材料表面形成一层聚多巴胺涂层［图1-1（f）、图1-1（g）］。这种聚多巴胺具有邻苯二酚、氨基等活性基团，可以进一步与含有氨基或巯基的分子发生迈克尔加成反应、席夫碱反应，或者与金属离子发生配位反应，从而对材料进行功能性修饰。因此，聚多巴胺在表面修饰领域显示出了卓越优势，近年来得到了快速的发展（图1-2）。

虽然，Messersmith 等将多巴胺氧化聚合的产物称为聚多巴胺。GPC 研究证

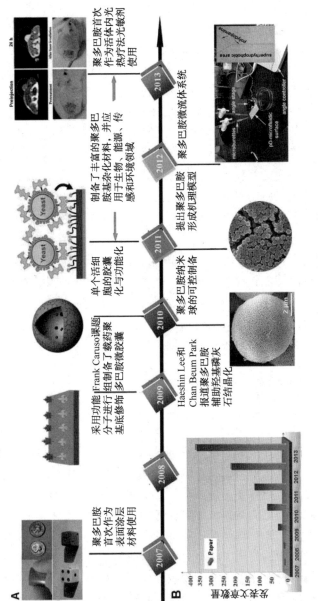

图1-2 聚多巴胺基材料研究的发展情况[24]

明聚多巴胺中同时含有分子量高达几百万的组分以及分子量很小的寡聚物。然而，Waite 等[25]认为相比仿贻贝黏附蛋白分子，水溶液中多巴胺的氧化聚合过程更类似于真黑素(eumelanin)的生成。分子结构研究也表明，通过多巴胺氧化自聚合反应生成的聚多巴胺中存在真黑素的前驱体5,6-二羟基吲哚。真黑素是一种不规则的生物聚合物，普遍存在于各种有机体的天然色素中[26]。真黑素扮演着抗氧化剂、光保护剂的角色，能够为机体阻止某些病原体的侵害提供免疫性。由于聚多巴胺与真黑素化学结构的相似性，聚多巴胺也具有许多优良的性质，例如良好的生物相容性、还原性、荧光猝灭性质以及光热转换性质等。尽管目前对于这种方法得到的涂层是聚合物还是类似真黑素的超分子结构仍然没有定论，但是聚多巴胺仍然在材料的制备和修饰方面表现出了独特的优势，被广泛应用于能源、传感、环境，尤其是生物医药领域[24,27,28]。

在对聚多巴胺研究的基础上，科学家们进一步研究发现不仅可以通过加入其他功能性分子调控多巴胺的氧化自聚合反应，而且还可以利用多巴胺分子与其他功能性分子的共组装制备具有新颖组成和形貌的微纳米结构。基于此，研究者们构建了丰富多样的多巴胺基微纳米材料，包括纳米颗粒、核/壳结构、微胶囊、薄膜等。这些微纳米材料由于具有易修饰性、生物相容性、荧光猝灭性质以及光热转换性质等卓越的性能，在生物传感、药物输送、光热疗法、组织工程和抗菌等生物医药领域显示出很大的应用前景。过去的几年见证了多巴胺基微纳米材料在生物医药领域应用的飞速发展。目前，已经有大量的文献和综述详细地介绍了多巴胺基微纳米材料在生物医药中的应用[29-32]。

1.4　多巴胺微纳米材料的挑战与展望

多巴胺基微纳米材料在众多交叉领域，包括化学、材料、医药以及生命科学，都有十分重要的研究意义。尽管科学家们对多巴胺基微纳米材料的应用进行了丰富的拓展，但是关于聚多巴胺形成机理及其组成的研究仍是众说纷纭，缺乏一个有信服力的定论。而对于这个基本问题的深入理解，将会进一步促进对其黏附性质的理解，以开拓更能发挥该材料优势的应用领域。此外，对于聚多巴胺所具有的荧光猝灭性质、光热转换性质的机理研究尚不明确。目前更多的研究工作则是关注于对上述性能的使用，然而对性质形成的本质原因缺乏深入的探讨。

多巴胺基微纳米材料在生物医药领域的后续研究，需要更加侧重于如何将该材料从实验室研究发展到临床应用。因此，我们还面临以下挑战：

① 深入研究多巴胺基微纳米材料的生物相容性和毒性。多巴胺本身作为一种神经递质，具有神经药物的作用以及抗癌的疗效。多巴胺基纳米材料的稳定性和生物降解性直接影响着多巴胺分子的体内释放，从而对细胞和机体产生影响。

多巴胺分子对于机体的毒性仍需要进行系统的研究。

② 注重实现微纳米材料组装的精准调控，包括对特殊尺度的控制、特殊功能的实现等。多巴胺与其他功能性分子的共组装有望丰富多巴胺基微纳米材料的结构与功能，进而实现多巴胺分子的可控组装，值得研究者们付出更多的努力以发现其中蕴含的规律。

③ 利用多巴胺基微纳米材料的多功能性构建诊疗一体化纳米平台，发挥纳米材料的优越性。基于多巴胺基材料构建诊疗纳米平台，能够整合生物成像、药物输送、可控释放、联合治疗等多种功能于一体，为癌症等人类重大疾病的攻克带来了新的希望，还需进行持久深入的研究。

总之，多巴胺基微纳米材料由于具有制备简便、可修饰性强、多功能性、生物相容性等众多优点，极大地促进了生物医药领域内各个研究方向的快速发展。尽管该项研究仍处于初级阶段，对于临床应用的实现还需多方面的共同努力，但是，多巴胺基微纳米材料确实是为材料的表面修饰、癌症等重大疾病的治疗带来了新思路和新方法。目前，多巴胺基微纳米材料的研究仍然是一个非常有吸引力的研究方向，研究者们需要更加努力致力于该项研究进而推动其在生产生活中的实际应用。

参 考 文 献

[1] Carlsson A., Lindqvist M. In-vivo decarboxylation of alpha-methyl dopa and alpha-methyl meta-tyrosine. Acta Physiologica Scandinavica, 1962, 54: 87-94.

[2] 王宇，于孝军，李剑虹，等. 多巴胺及其受体的研究进展. 黑龙江畜牧兽医，2003，(09): 67-68.

[3] Cools A. R., Van Rossum J. M. Excitation-mediating and inhibition-mediating dopamine-receptors: a new concept towards a better understanding of electrophysiological, biochemical, pharmacological, functional and clinical data. Psychopharmacologia, 1976, 45(3): 243-254.

[4] Spano P. F., Govoni S., Trabucchi M. Studies on the pharmacological properties of dopamine receptors in various areas of the central nervous system. Advances in Biochemical Psychopharmacology, 1978, 19: 155-165.

[5] Kebabian J. W., Calne D. B. Multiple receptors for dopamine. Nature, 1979, 277 (5692): 93-96.

[6] 王建. 中枢多巴胺受体的分子生物学研究进展. 国外医学(遗传学分册)，1998，21(04): 188-191.

[7] Grandy D. K., Marchionni M. A., Makam H., et al. Cloning of the cdna and gene for a human d2 dopamine receptor. Proceedings of the National Academy of Sciences of the United States of America, 1989, 86(24): 9762-9766.

[8] 金国章，镇学初，周嘉伟，等. 脑内多巴胺. 上海：上海科学技术出版社，2010.

[9] Gispen W. H. Nobel prize in physiology of medicine for year 2000 for research of signal transduc-

tion in the nervous system. Nederlands Tijdschrift Voor Geneeskunde, 2000, 144 (46): 2184-2187.

[10] Huang H. L., Wu K. M., Ma J., et al. Dopamine D2 receptor suppresses gastric cancer cell invasion and migration via inhibition of EGFR/AKT/MMP-13 pathway. International Immunopharmacology, 2016, 39: 113-120.

[11] Zhang Q. B., Zhang B. H., Zhang K. Z., et al. Moderate swimming suppressed the growth and metastasis of the transplanted liver cancer in mice model: with reference to nervous system. Oncogene, 2016, 35(31): 4122-4131.

[12] Moreno-Smith M., Lu C., Shahzad M. M. K., et al. Dopamine blocks stress-mediated ovarian carcinoma growth. Clinical Cancer Research, 2011, 17(11): 3649-3659.

[13] Ishibashi M., Fujisawa M., Furue H., et al. Inhibition of growth of human small cell lung cancer by bromocriptine. Cancer Research, 1994, 54(13): 3442-3446.

[14] Akbari M. E., Kashani F. L., Ahangari G., et al. The effects of spiritual intervention and changes in dopamine receptor gene expression in breast cancer patients. Breast Cancer, 2016, 23(6): 893-901.

[15] Borcherding D. C., Tong W., Hugo E. R., et al. Expression and therapeutic targeting of dopamine receptor-1 (D1R) in breast cancer. Oncogene, 2016, 35(24): 3103-3113.

[16] Chakroborty D., Sarkar C., Basu B., et al. Catecholamines regulate tumor angiogenesis. Cancer Research, 2009, 69(9): 3727-3730.

[17] Basu S., Nagy J. A., Pal S., et al. The neurotransmitter dopamine inhibits angiogenesis induced by vascular permeability factor/vascular endothelial growth factor. Nature Medicine, 2001, 7(5): 569-574.

[18] Moreno-Smith M., Lee S. J., Lu C. H., et al. Biologic effects of dopamine on tumor vasculature in ovarian carcinoma. Neoplasia, 2013, 15(5): 502-510.

[19] Waite J. H., Tanzer M. L. Polyphenolic substance of mytilus-edulis-novel adhesive containing L-dopa and hydroxyproline. Science, 1981, 212(4498): 1038-1040.

[20] 吴俊杰, 龙宇华, 赵宁, 等. 仿贻贝黏附高分子的研究进展. 高分子通报, 2011, (10): 86-93.

[21] Lin Q., Gourdon D., Sun C., et al. Adhesion mechanisms of the mussel foot proteins mfp-1 and mfp-3. Proceedings of the National Academy of Sciences, 2007, 104(10): 3782-3786.

[22] Lee H., Dellatore S. M., Miller W. M., et al. Mussel-inspired surface chemistry for multifunctional coatings. Science, 2007, 318(5849): 426-430.

[23] Harrington M. J., Masic A., Holten-Andersen N., et al. Iron-clad fibers: a metal-based biological strategy for hard flexible coatings. Science, 2010, 328(5975): 216-220.

[24] Liu Y., Ai K., Lu L. Polydopamine and its derivative materials: synthesis and promising applications in energy, environmental, and biomedical fields. Chemical Reviews, 2014, 114 (9): 5057-5115.

[25] Waite J. H. Mussel power. Nature Materials, 2008, 7: 8-9.

[26] Lynge M. E., van der Westen R., Postma A., et al. Polydopamine-a nature-inspired polymer

8

coating for biomedical science. Nanoscale, 2011, 3(12): 4916-4928.

[27] Atta A. M. , El – Mahdy G. A. , Ismail H. S. , et al. Effects of water soluble rosin on the corrosion inhibition of carbon steel. International Journal of Electrochemical Science, 2012, 7 (7): 11834-11846.

[28] Della Vecchia N. F. , Avolio R. , Alfè M. , et al. Building - block diversity in polydopamine underpins a multifunctional eumelanin - type platform tunable through a quinone control point. Advanced Functional Materials, 2013, 23(10): 1331-1340.

[29] Li H. , Jia Y. , Peng H. , et al. Recent developments in dopamine-based materials for cancer diagnosis and therapy. Advances in Colloid and Interface Science, 2018, 252: 1-20.

[30] Batul R. , Tamanna T. , Khaliq A. , et al. Recent progress in the biomedical applications of polydopamine nanostructures. Biomaterials Science, 2017, 5(7): 1204-1229.

[31] Perikamana S. K. M. , Lee J. , Lee Y. B. , et al. Materials from mussel-inspired chemistry for cell and tissue engineering applications. Biomacromolecules, 2015, 16(9): 2541-2555.

[32] Liu M. Y. , Zeng G. J. , Wang K. , et al. Recent developments in polydopamine: an emerging soft matter for surface modification and biomedical applications. Nanoscale, 2016, 8 (38): 16819-16840.

▶ *2*

聚多巴胺形成的机理及影响因素

2.1　聚多巴胺形成的机理

海洋中贻贝通过分泌多种黏附蛋白从而紧密地黏附在各种表面上，例如贻贝足丝蛋白(Mytilus edulis foot proteins, Mefp's)[1,2]。在这些蛋白中，Mefp-1在足丝的表皮形成一个坚硬的外壳，从而保护内部的胶原；Mefp-2包含足丝末端黏着斑的主要成分；而Mefp-4位于足丝黏着斑与胶原束之间，起到连接二者的作用。Mefp-3、Mefp-5和Mefp-6主要分布在足丝与基底表面相接的界面处[3]。这些足丝蛋白富含大量的赖氨酸与3,4-二羟基苯丙氨酸，从而赋予了足丝超强的黏附性[4]。最近，多巴胺由于具有与赖氨酸及3,4-二羟基苯丙氨酸类似的结构以及强的黏附能力，而在化学和生物医药领域吸引了大量的研究兴趣。Messersmith等证明多巴胺能够在弱碱性环境(pH=8.5)中发生氧化自聚合反应，从而在多种材料的表面上形成一层黏附膜[5,6]。聚多巴胺已经被用来包覆金属(Au、Ag、Pt、Pd)、带有氧化层的金属(Cu、不锈钢、NiTi)、氧化物(TiO_2、SiO_2、Al_2O_3、Nb_2O_5)、半导体、陶瓷(玻璃、羟基磷灰石)、合成聚合物(聚苯乙烯PS、聚乙烯PE、聚碳酸酯PC、聚对苯二甲酸乙二醇酯PET、聚二甲硅氧烷PDMS、聚醚醚酮PEEK、聚氨酯PU)等各种材料[7-11]。

多巴胺分子的氧化自聚合反应发生在弱碱性环境，最终会在基底材料表面形成一层黑色的薄膜。研究推测多巴胺在氧气存在的情况下发生了一系列的氧化和环化反应，最终形成了5,6-二羟基吲哚以及5,6-二羟基吲哚-2-羧酸[12]。这两种分子发生进一步的氧化聚合反应，通过单体之间的共价交联最终在原来无色的溶液中形成了黑色的聚多巴胺[13,14]。Dreyer等[15]提出了另外一种机理，他们认为聚多巴胺是由5,6-二羟基吲哚啉及其酮类衍生物通过非共价相互作用形成的超分子聚集体。这些非共价相互作用包括π-π堆积、电荷转移以及氢键等。并且，这一假说进一步被其他研究人员所证实[16]。Hong等[17]认为聚多巴胺层是由未聚合的多巴胺单体以及5,6-二羟基吲哚通过超分子组装，以及5,6-二羟基吲哚分子之间的共价反应共同形成。由于聚多巴胺形成过程中涉及了复杂的中间反应过程，目前具体的形成机理尚不明确[18,19]。然而，多巴胺的氧化是聚多巴胺形成所必须的，因此氧气常被用作氧化剂引发多巴胺的氧化自聚合反应。最近的一些报道尝试使用其他的氧化剂，例如过硫酸铵、高碘酸钠、氯酸钾以及铜离子等，替代氧气作为氧化剂应用于聚多巴胺的制备[13,20]。

2.1.1　共价键理论

在对聚多巴胺形成机理研究的初始阶段，研究者们认为聚多巴胺的形成过程与生命有机体中真黑素的合成路径相似。如图2-1所示，在碱性环境下，多巴胺

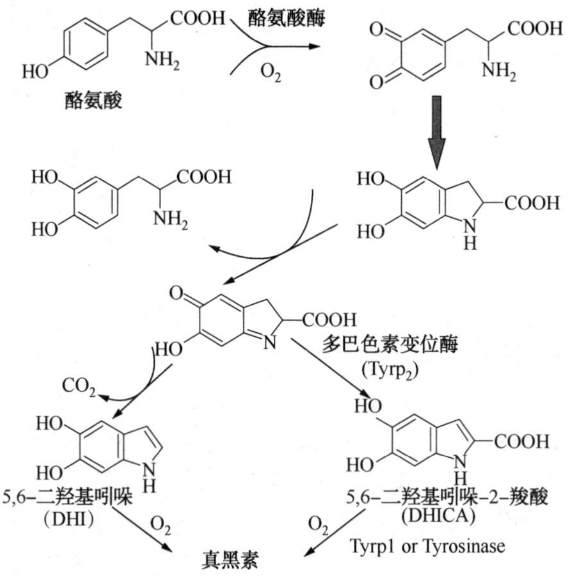

(a) 有机体内真黑素的生物合成路线

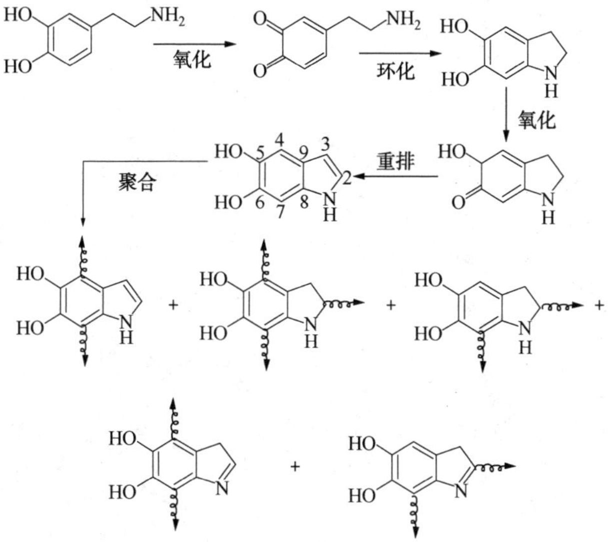

(b) 类似真黑素的聚多巴胺形成机理

图 2-1　聚多巴胺的形成过程与生命有机体中真黑素的合成路径类似[19]

首先氧化形成多巴胺-醌，然后通过迈克尔加成反应进行分子内环化[19,21]。分子内环化产物进行进一步的氧化与分子重排反应从而形成 5,6-二羟基吲哚。而

5,6-二羟基吲哚又容易氧化形成5,6-吲哚醌。这两种产物在2,3,4,7位置容易发生支化反应，生成多种二聚体，最终形成一些高分子量的寡聚物。寡聚物通过邻苯二酚与醌之间的反歧化反应，自组装形成多重交联的聚合物。然而，这种类似真黑素的聚多巴胺合成路线缺乏实验数据证实，仅仅通过傅里叶变换红外光谱（FTIR）进行了初步的分析[22]。聚多巴胺相对于多巴胺单体，位于1519cm^{-1}的—NH$_2$剪切震动以及1342cm^{-1}的—NH$_2$弯曲震动消失，同时在1500～1100cm^{-1}区域产生相对较宽的吸收峰，并且1630cm^{-1}处产生宽吸收峰。FTIR数据很好地证实了多巴胺及其吲哚衍生物发生了分子内环化反应。

与上述真黑素模型类似，Liebscher等[23]通过^{13}C CPPI MAS NMR（cross-polarization polarization-inversion magic angle spinning NMR）、^{1}H MAS NMR（magic angle spinning NMR）、ES-HRMS（electrospray ionization high-resolution mass spectrometry）以及XPS、FTIR验证聚多巴胺的单体之间通过共价键形成了黑色聚合物。他们认为不同饱和度的聚多巴胺构筑基元(5，6-二羟基吲哚和5，6-吲哚醌等)通过苯环之间的C—C键共价连接，并提出了聚多巴胺可能的结构排列方法。此外，他们还验证了聚多巴胺中存在着开链单体多巴胺。并且，采用密度泛函理论(density functional theory，DFT)模型，他们计算得出聚多巴胺链通过醌-羟基醌类型的相互作用以平行或是反平行的方式进行排列的模型(图2-2)。

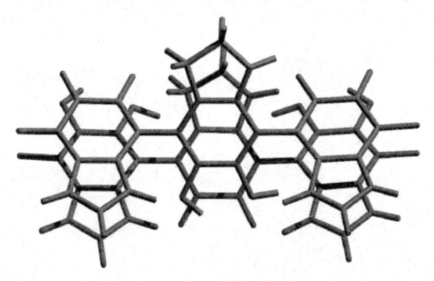

图2-2　聚多巴胺的平行堆积模型[23]

2.1.2　非共价键理论

与聚多巴胺是通过共价键连接形成的聚合物模型不同，Dreyer等[15]基于固体光谱以及晶体学技术，提出了聚多巴胺是通过芳香环单体之间非共价相互作用堆积形成的非典型聚合物。通过固体^{15}N NMR 数据，笔者确认了聚多巴胺中包含环化的氮物种，例如吲哚和吲哚啉类似的结构，这与之前提出的模型相吻合。但是，一维固体^{13}C NMR 数据证实环化的、含有氮的分子结构归属于饱和的吲哚啉结构，而并非之前模型中提出的不饱和的吲哚结构。进一步，他们认为聚多巴胺是多种单体形成的聚集体，这些单体之间通过强的非共价相互作用力聚集在一起，例如氢键、电荷转移以及 π-π 堆积等。因此，聚多巴胺的结构类似于其他合成的或是生物的超分子聚合物(图 2-3)。

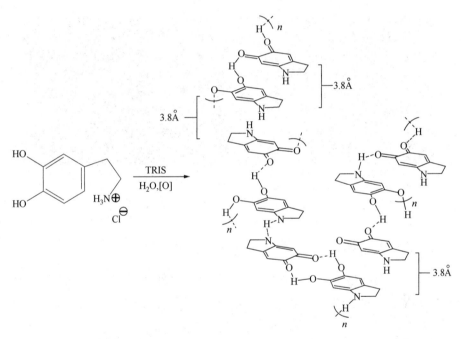

图 2-3　聚多巴胺的超分子堆积模型[15]

支持上述观点，Chen 等[24]采用实验与理论计算相结合的研究方式，也证明了聚多巴胺是由单体通过非共价组装形成的。他们提出聚多巴胺是由 5,6-二羟基吲哚的四聚体自组装形成的。并且，采用分子动力学模拟的方法推测了四聚体的超分子结构，这一推测与 TEM 实验数据相一致。结果表明，5,6-二羟基吲哚的四聚体通过非共价的 π-π 堆积相互作用形成二级结构(图 2-4)。理论计算与实验数据均表明，聚多巴胺堆积二级结构之间的层间距是 3.3 Å，与石墨烯的层间距相一致。这一数据与上述 Dreyer 等所提出模型中的聚多巴胺单体之间的距离是 3.8 Å 略有差别[15]。

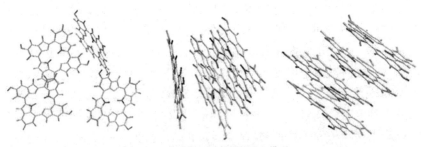

（a） 5,6-二羟基吲哚四聚体组装分子模型

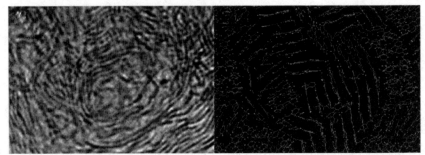

（b） 聚多巴胺的TEM照片　　　　　（c） 375个5,6-二羟基吲哚四聚体堆积模拟图片

图2-4　5,6-二羟基吲哚四聚体通过非共价组装形成聚多巴胺[24]

2.1.3　共价键与非共价键共同作用理论

结合上述两类模型，Hong 等[17]提出了聚多巴胺是通过单体之间的共价聚合与非共价组装共同形成的新机理。采用高效液相色谱偶联质谱技术对聚多巴胺形成过程进行分析，笔者发现大量的多巴胺单体通过与氧化产物5,6-二羟基吲哚之间进行超分子组装，从而保留在聚多巴胺产物中。随着反应时间的延长，多巴胺单体大部分能够保持稳定地包裹在产物中，仅有很少量的多巴胺单体释放。他们认为2分子的多巴胺与1分子的5,6-二羟基吲哚通过分子间相互作用，例如氢键、T-形相互作用、阳离子-π相互作用，形成（dopamine）$_2$/DHI物理三聚体。同时，与上述共价模型相类似，作者也证实了聚多巴胺氧化聚合过程中共价键的生成。因此，超分子物理三聚体包埋在共价交联的寡聚物中共同形成了棕黑色的聚多巴胺材料(图2-5)。

在此基础上，Vecchia 等[25]提出了另一种聚多巴胺形成机理假说(图2-6)。他们首先根据^{13}C NMR 谱图中 $\delta = 170$ppm 处强的共振峰，提出了聚多巴胺内包含另一种新的单体(吡咯羧酸)，这种组分是5,6-二羟基吲哚氧化裂分产生的碎片。这一组分与未环化的邻苯二酚以及环化的吲哚一起共同构成了黑色的聚多巴胺。

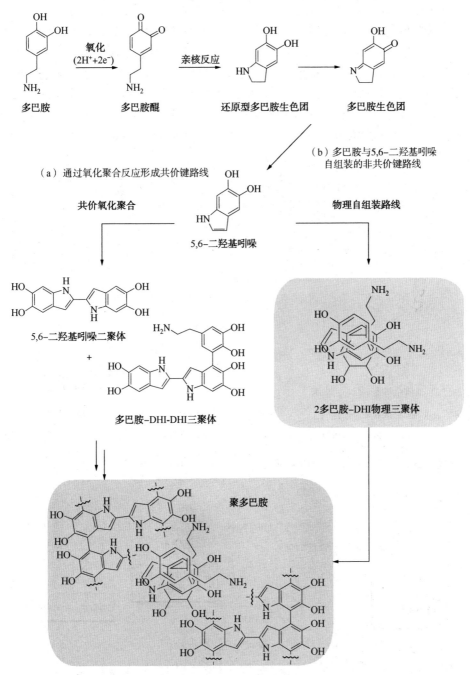

图 2-5　共价聚合与非共价组装共同形成聚多巴胺[17]

研究表明，改变反应中初始多巴胺的浓度，环化与未环化组分的比例会有所变化。在聚多巴胺中，寡聚物最多是由四个单体组成的。并且，缓冲溶液组分 Tris 通过形成共价键参与到了聚多巴胺的形成中。他们赞同共价聚合与非共价组装共同参与聚多巴胺形成过程。共价聚合在聚多巴胺形成的初始阶段起到关键作用，其决定着构筑路径以及产物的性状；而非共价键相互作用在寡聚物形成之后发挥重要作用。聚多巴胺终产物中包含了大量的吲哚基团、氨基、羧基、邻苯二酚、醌类结构以及吲哚/邻苯二酚的 π 体系等官能团，这也正是聚多巴胺具有极强的粘附性质、几乎能够粘附到任意组成和形状材料表面的根本原因所在，同时也使得聚多巴胺成为能够进一步功能化的材料构筑平台。

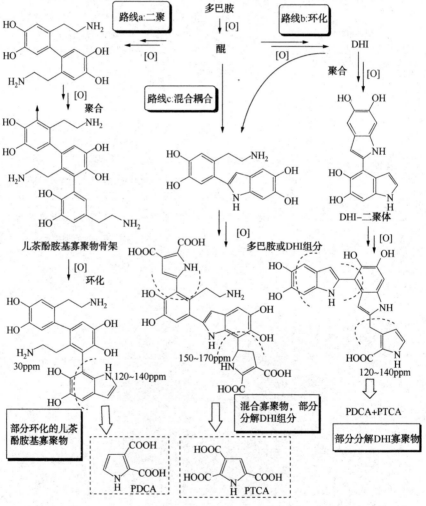

图 2-6 Vecchia 等提出的聚多巴胺形成路线示意图[25]

18

2.2 聚多巴胺形成的影响因素

2.2.1 多巴胺的浓度

聚多巴胺的组成与多巴胺的初始浓度直接相关。Vecchia 等[25]采用 ^{13}C NMR、^{15}N NMR 以及紫外可见光谱分别证实了改变多巴胺的浓度可引起聚多巴胺组成的变化。例如，当多巴胺初始浓度较低时(0.5mM)，醌类中间产物生成缓慢，不容易包埋在多巴胺中，最终形成含有较高比例环化吲哚的聚多巴胺。然而，当多巴胺初始浓度较高时(10mM)，氧化生成的醌类比较容易包埋在多巴胺中，^{13}C NMR、^{15}N NMR 均验证了终产物中含有较高比例的未环化组分。采用 Tris 缓冲液而非磷酸盐或是碳酸氢盐缓冲溶液时，^{13}C NMR 谱验证了 Tris 能够结合到聚多巴胺的结构中，并且当多巴胺的初始浓度较低时这种结合比例较高。

Ball 等[26]也研究了多巴胺初始浓度与聚多巴胺膜形成的关系。他们分别考察了不同多巴胺浓度下，沉积在硅片基底上的聚多巴胺膜的厚度、形貌、表面能以及电化学性质的变化。随着多巴胺的浓度从0.1变化到5g/L，聚多巴胺的厚度呈现逐渐增加的趋势(图2-7)。并且在多巴胺的浓度为5g/L时，膜厚度可

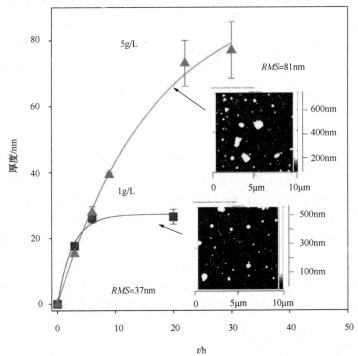

图2-7 在不同多巴胺浓度下沉积在硅片上的聚多巴胺膜厚度随时间的变化[26]

以达到 81nm，远超过文献报道的聚多巴胺最大的膜厚度 50nm[20]。但是，聚多巴胺膜的厚度却受到水中溶解氧的限制。因为氧气在多巴胺的氧化过程中被还原，起到消耗电子的作用。膜的表面形貌随着多巴胺浓度的改变也有较大的变化。然而，表面能却与多巴胺的浓度关系不大。电化学阻抗谱测试表明多巴胺的初始浓度越高，聚多巴胺膜越致密，最终可形成不渗透膜。此外，他们还根据膜沉积时小聚集体形成过程中的吸引力和排斥力，提出了聚多巴胺膜吸附动力学方程。

2.2.2　缓冲溶液的种类

Vecchia 等[27]还研究了缓冲溶液种类对聚多巴胺形成的影响。他们分别采用了磷酸盐、Tris 缓冲溶液以及碳酸氢盐缓冲溶液。在三种缓冲液中，聚多巴胺颗粒的水合半径都随着多巴胺浓度的升高而增加，尤其明显的是在磷酸盐缓冲溶液中。但是，在 Tris 缓冲溶液中，颗粒生长会呈现一个明显的抑制作用，在 0.5mM 的多巴胺溶液中得到的颗粒尺寸仍然小于 100nm。小角中子散射数据显示在磷酸盐以及碳酸氢盐缓冲溶液中，颗粒呈现的是二维结构；而在 Tris 缓冲溶液中颗粒则是不规则的三维结构。他们提出 Tris 能够与聚多巴胺的单体之间形成共价键，参与聚多巴胺的形成，从而通过空间位阻作用抑制了其他组分之间的 π-π 堆积相互作用，如图 2-8 所示。因此，在 Tris 缓冲溶液中形成的聚多巴胺聚集体的水合半径尺寸较小。Tris 参与多巴胺聚合是一个不可逆的过程，这与其他调节剂的作用机制不同，例如链转移试剂能够通过一个反应传播中心控制反应可逆性的失活。Tris 缓冲液能够可控地、精细地调节聚多巴胺聚集体的尺寸、形貌与自由基行为，可作为聚多巴胺制备及性能控制的一个有效调节剂。

2.2.3　缓冲溶液的 pH

多巴胺的氧化是聚多巴胺氧化自聚合反应的第一步反应，需要在碱性环境下进行[28]。因此，缓冲溶液的 pH 对聚多巴胺膜的形成也有很大的影响。在 pH=8.5 的缓冲溶液中，沉积在钛基底上的聚多巴胺膜的厚度是（22.05±1.048）nm，远远大于在 pH=4.5 的缓冲溶液中的厚度[（0.798±0.073）nm][29]。在另外一个研究中，Shin 等系统研究了缓冲溶液的 pH 从 7.5 变化到 9 时，聚多巴胺膜在 PLCL 网格上的沉积情况[30]。当遇到碱性腐蚀性或是 pH 敏感性的材料时，聚多巴胺的沉积会受到限制。此外，多巴胺的聚合反应是多样化的，可以采用其他类型的氧化剂，通过与 pH 无关的其他反应路线实现聚多巴胺的制备[13,20]。

2.2.4　反应时间

Zangmeister 等[31]研究了聚多巴胺薄膜随反应时间变化的情况。分别考察

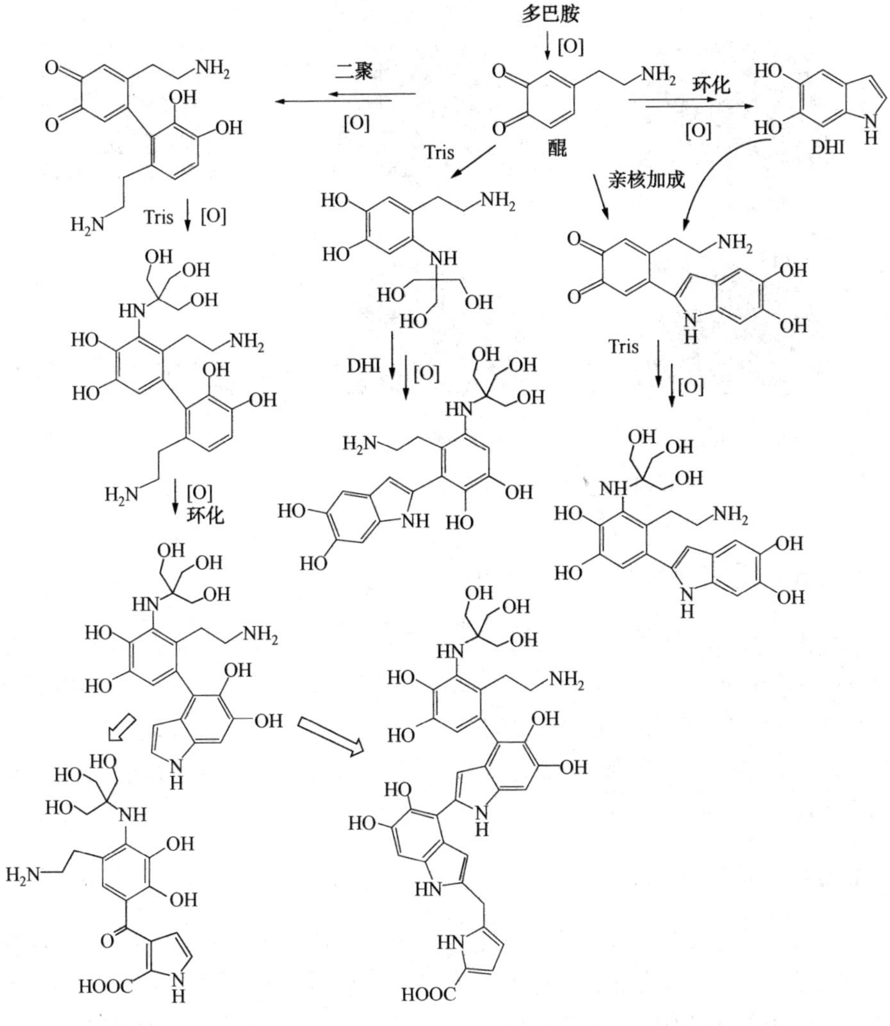

图 2-8　Tris 通过共价键参与聚多巴胺形成的示意图[27]

了沉积在金基底上的聚多巴胺随着反应时间从 2min 变化到 60min 时，薄膜物理化学性质的变化。FTIR、XPS 以及电化学测试表明，在整个沉积过程中聚多巴胺薄膜内始终是初始多巴胺与中间产物共存的状态。XPS 测试证明在膜沉积的初始 10min 内膜厚度是呈线性增长的。从纵向切面看，至少需要 10min 的沉积时间才能在搅拌的多巴胺反应液中形成连续的聚多巴胺薄膜，并且膜的粗糙度 ≤2nm（图 2-9）。该条件下形成的薄膜其形貌能够保持大面积的连续性，包含较少的大块聚合物颗粒。但是，至少需要 60min 的沉积时间才能形成无孔隙的致密薄膜。

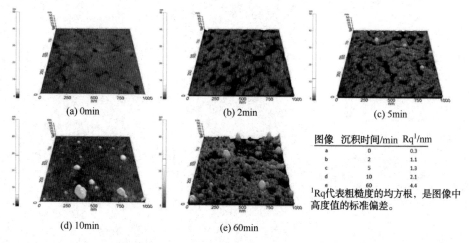

(a) 0min   (b) 2min   (c) 5min

图像	沉积时间/min	Rq¹/nm
a	0	0.3
b	2	1.1
c	5	1.3
d	10	2.1
e	60	4.4

¹Rq代表粗糙度的均方根，是图像中高度值的标准偏差。

(d) 10min   (e) 60min

图 2-9　聚多巴胺薄膜的形貌随时间变化的 AFM 图像[31]

2.2.5　反应温度

相对于上述几种多巴胺聚合反应的影响因素，在研究者们常用的制备条件下（多巴胺为 2mg/mL，pH = 8.5），反应温度对于聚多巴胺沉积动力学的影响较小[30]。研究表明，在剧烈搅拌的条件下，反应温度升高会提高聚多巴胺的沉积速度。并且，这样制备的聚多巴胺产物与其他对照组的产物相比较，表现出相似的反应活性[32]。

2.2.6　氧化剂和酶

在多巴胺氧化自聚合形成聚多巴胺的反应中，氧化剂是非常重要的反应物种。通常情况下，溶液中的溶解氧可作为氧化剂参与初始的多巴胺氧化反应以及 5,6-二羟基吲哚氧化为醌类衍生物的过程。多巴胺在除氧的溶液中，真空环境下，甚至是没有氧化剂的强碱性环境中，均不能发生聚合反应[19]。例如，在持续通氮气的 NaOH 溶液中，多巴胺单体加入后溶液颜色未发生任何变化[33]。除了氧气，其他的氧化剂也能够有效地参与多巴胺的聚合反应，例如过硫酸铵、高碘酸钠、高氯酸钠以及金属离子等[13,34-39]。在以过硫酸铵和铜离子作为氧化剂时，聚多巴胺的沉积反应甚至能够在酸性条件下(pH=4)进行，并且聚多巴胺薄膜的厚度甚至高于通常聚多巴胺在碱性条件下溶解氧作为氧化剂时的厚度[20]。图 2-10 给出了多巴胺聚合形成聚多巴胺的初始反应。按照这种机理，在酸性条件下这个反应是朝相反方向进行的。作者猜测铜离子通过与聚多巴胺寡聚物之间形成了配位作用，像交联剂一样促进了寡聚物的凝聚，从而形成了更厚的聚多巴胺薄膜。

除了使用化学氧化剂，还可以通过酶氧化的方法制备聚多巴胺。实际上，有

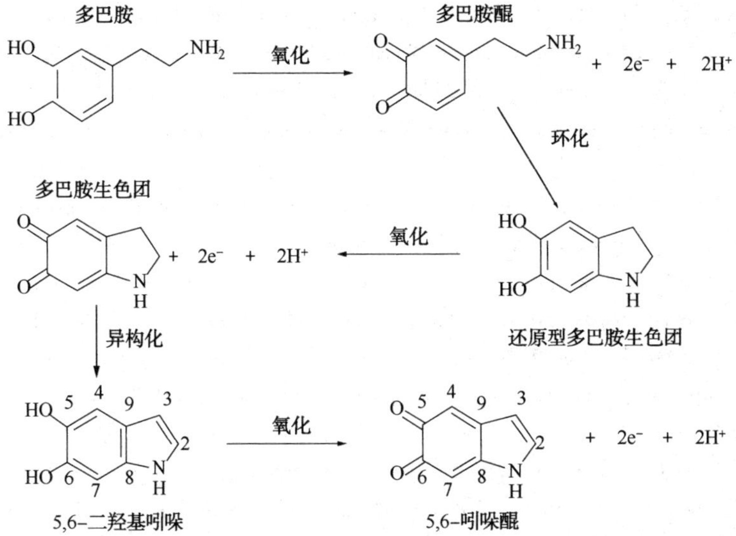

图 2-10　聚多巴胺形成的初始反应步骤[20]

机体内真黑素的生成就是酪氨酸在酪氨酸酶的催化氧化作用下形成的。虫漆酶（laccase）是一类包含多铜的多酚氧化酶，广泛应用于工业污水处理中多酚类化合物的催化降解。多巴胺的邻苯二酚结构能够在虫漆酶的作用下，在 pH=6 的条件下发生氧化反应，之后进一步聚合生成聚多巴胺[40]。与之前传统溶液中的氧化自聚合反应相比较，利用虫漆酶参与反应的优势在于，虫漆酶不仅作为氧化剂促进了聚多巴胺的生成，同时还能够被包埋在聚多巴胺内部，并且保持原有的酶活性。这样制备的负载虫漆酶的聚多巴胺材料有望应用于生物传感领域。

2.2.7　电聚合反应

利用电催化引发的电聚合反应可以在电极上直接制备聚多巴胺涂层[41]。采用一定电势下的循环伏安法，可以在除氧的溶液中通过电聚合的方法制备聚多巴胺。聚多巴胺能够直接沉积在电极表面，并且在同样的初始多巴胺浓度下制备出比采用传统溶液氧化法更厚的聚多巴胺薄膜。因此，电聚合的方法是一种非常简便和有效的制备聚多巴胺的途径。但是，这种方法受限于沉积聚多巴胺的基底必须是导电性物质。

参 考 文 献

［1］Silverman H. G., Roberto F. F. Understanding marine mussel adhesion. Marine Biotechnology, 2007, 9(6): 661-681.

［2］Lee B. P., Messersmith P. B., Israelachvili J. N., et al. Mussel-inspired adhesives and coatings. Annual Review of Materials Research, 2011, 41: 99-132.

[3] Perikamana S. K. M. , Lee J. , Lee Y. B. , et al. Materials from mussel-inspired chemistry for cell and tissue engineering applications. Biomacromolecules, 2015, 16(9): 2541-2555.

[4] Lin Q. , Gourdon D. , Sun C. , et al. Adhesion mechanisms of the mussel foot proteins mfp-1 and mfp-3. Proceedings of the National Academy of Sciences of the United States of America, 2007, 104(10): 3782-3786.

[5] Lee H. , Dellatore S. M. , Miller W. M. , et al. Mussel-inspired surface chemistry for multifunctional coatings. Science, 2007, 318(5849): 426-430.

[6] Lee H. , Lee Y. , Statz A. R. , et al. Substrate-independent layer-by-layer assembly by using mussel-adhesive-inspired polymers. Advanced Materials, 2008, 20(9): 1619-1623.

[7] Kang S. M. , You I. , Cho W. K. , et al. One-step modification of superhydrophobic surfaces by a mussel-inspired polymer coating. Angewandte Chemie International Edition, 2010, 49(49): 9401-9404.

[8] Ou J. , Wang J. , Liu S. , et al. Self-assembly and tribological property of a novel 3-layer organic film on silicon wafer with polydopamine coating as the interlayer. Journal of Physical Chemistry C, 2009, 113(47): 20429-20434.

[9] Ye W. , Wang D. , Zhang H. , et al. Electrochemical growth of flowerlike gold nanoparticles on polydopamine modified ITO glass for SERS application. Electrochimica Acta, 2010, 55(6): 2004-2009.

[10] Liang R. -P. , Meng X. -Y. , Liu C. -M. , et al. PDMS microchip coated with polydopamine/gold nanoparticles hybrid for efficient electrophoresis separation of amino acids. Electrophoresis, 2011, 32(23): 3331-3340.

[11] Feng J. , Sun M. , Li J. , et al. Polydopamine supported preparation method for solid-phase microextraction coatings on stainless steel wire. Journal of Chromatography A, 2011, 1218(23): 3601-3607.

[12] d'Ischia M. , Napolitano A. , Pezzella A. , et al. Chemical and structural diversity in eumelanins: unexplored bio-optoelectronic materials. Angewandte Chemie International Edition, 2009, 48(22): 3914-3921.

[13] Wei Q. , Zhang F. , Li J. , et al. Oxidant-induced dopamine polymerization for multifunctional coatings. Polymer Chemistry, 2010, 1(9): 1430-1433.

[14] Jiang J. -H. , Zhu L. -P. , Li X. -L. , et al. Surface modification of pe porous membranes based on the strong adhesion of polydopamine and covalent immobilization of heparin. Journal of Membrane Science, 2010, 364(1-2): 194-202.

[15] Dreyer D. R. , Miller D. J. , Freeman B. D. , et al. Elucidating the structure of poly(dopamine). Langmuir, 2012, 28(15): 6428-6435.

[16] Zhang Y. , Thingholm B. , Goldie K. N. , et al. Assembly of poly(dopamine) films mixed with a nonionic polymer. Langmuir, 2012, 28(51): 17585-17592.

[17] Hong S. , Na Y. S. , Choi S. , et al. Non-covalent self-assembly and covalent polymerization co-contribute to polydopamine formation. Advanced Functional Materials, 2012, 22(22): 4711-4717.

[18] Dreyer D. R. , Miller D. J. , Freeman B. D. , et al. Perspectives on poly(dopamine). Chemical Science, 2013, 4(10): 3796-3802.

[19] Liu Y. , Ai K. , Lu L. Polydopamine and its derivative materials: synthesis and promising applications in energy, environmental, and biomedical fields. Chemical reviews, 2014, 114(9): 5057-5115.

[20] Bernsmann F. , Ball V. , Addiego F. , et al. Dopamine-melanin film deposition depends on the used oxidant and buffer solution. Langmuir, 2011, 27(6): 2819-2825.

[21] Łuczak T. Preparation and characterization of the dopamine film electrochemically deposited on a gold template and its applications for dopamine sensing in aqueous solution. Electrochimica Acta, 2008, 53(19): 5725-5731.

[22] Yu F. , Chen S. , Chen Y. , et al. Experimental and theoretical analysis of polymerization reaction process on the polydopamine membranes and its corrosion protection properties for 304 stainless steel. Journal of Molecular Structure, 2010, 982(1): 152-161.

[23] Liebscher J. , Mrowczynski R. , Scheidt H. A. , et al. Structure of polydopamine: a never-ending story? Langmuir, 2013, 29(33): 10539-10548.

[24] Chen C. T. , Ball V. , Gracio J. J. D. , et al. Self-assembly of tetramers of 5 , 6-dihydroxyindole explains the primary physical properties of eumelanin: experiment, simulation, and design. ACS Nano, 2013, 7(2): 1524-1532.

[25] Della Vecchia N. F. , Avolio R. , Alfè M. , et al. Building-block diversity in polydopamine underpins a multifunctional eumelanin – type platform tunable through a quinone control point. Advanced Functional Materials, 2013, 23(10): 1331-1340.

[26] Ball V. , Del Frari D. , Toniazzo V. , et al. Kinetics of polydopamine film deposition as a function of pH and dopamine concentration: insights in the polydopamine deposition mechanism. Journal of Colloid and Interface Science, 2012, 386: 366-372.

[27] Della Vecchia N. F. , Luchini A. , Napolitano A. , et al. Tris buffer modulates polydopamine growth, aggregation, and paramagnetic properties. Langmuir, 2014, 30(32): 9811-9818.

[28] Kasemset S. , Lee A. , Miller D. J. , et al. Effect of polydopamine deposition conditions on fouling resistance, physical properties, and permeation properties of reverse osmosis membranes in oil/water separation. Journal of Membrane Science, 2013, 425: 208-216.

[29] Kang J. , Tada S. , Kitajima T. , et al. Immobilization of bone morphogenetic protein on DOPA- or dopamine – treated titanium surfaces to enhance osseointegration. BioMed Research International, 2013, 2013: 265980.

[30] Shin Y. M. , Jun I. , Lim Y. -M. , et al. Bio-inspired immobilization of cell-adhesive ligands on electrospun nanofibrous patches for cell delivery. Macromolecular Materials and Engineering, 2013, 298(5): 555-564.

[31] Zangmeister R. A. , Morris T. A. , Tarlov M. J. Characterization of polydopamine thin films deposited at short times by autoxidation of dopamine. Langmuir, 2013, 29(27): 8619-8628.

[32] Zhou P. , Deng Y. , Lyu B. , et al. Rapidly-deposited polydopamine coating via high temperature and vigorous stirring: formation, characterization and biofunctional evaluation. Plos One,

2014, 9(11): e113087.

[33] Ju K. -Y. , Lee Y. , Lee S. , et al. Bioinspired polymerization of dopamine to generate melanin‐like nanoparticles having an excellent free‐radical‐scavenging property. Biomacromolecules, 2011, 12(3): 625-632.

[34] Crestini C. , Argyropoulos D. S. The early oxidative biodegradation steps of residual kraft lignin models with laccase. Bioorganic & Medicinal Chemistry, 1998, 6(11): 2161-2169.

[35] Hedlund J. , Andersson M. , Fant C. , et al. Change of colloidal and surface properties of myti‐lus edulis foot protein 1 in the presence of an oxidation ($NaIO_4$) or a complex‐binding (Cu^{2+}) agent. Biomacromolecules, 2009, 10(4): 845-849.

[36] Cho J. H. , Shanmuganathan K. , Ellison C. J. Bioinspired catecholic copolymers for antifouling surface coatings. ACS Applied Materials & Interfaces, 2013, 5(9): 3794-3802.

[37] Barreto W. J. , Ponzoni S. , Sassi P. A Raman and UV‐vis study of catecholaminesoxidized with Mn(III). Spectrochimica Acta Part A: Molecular and Biomolecular Spectroscopy, 1998, 55 (1): 65-72.

[38] Kienzl E. , Jellinger K. , Stachelberger H. , et al. Iron as catalyst for oxidative stress in the pathogenesis of parkinson's disease? Life Sciences, 1999, 65(18): 1973-1976.

[39] d'Ischia M. , Napolitano A. , Pezzella A. , et al. 5,6‐dihydroxyrindoles and indole‐5,6‐dio‐nes. Advances in heterocyclic chemistry, 2005, 89: 1-63.

[40] Tan Y. , Deng W. , Li Y. , et al. Polymeric bionanocomposite cast thin films with in situ laccase‐catalyzed polymerization of dopamine for biosensing and biofuel cell applications. The Journal of Physical Chemistry B, 2010, 114(15): 5016-5024.

[41] Ouyang R. , Lei J. , Ju H. , et al. A molecularly imprinted copolymer designed for enantioselec‐tive recognition of glutamic acid. Advanced Functional Materials, 2007, 17(16): 3223-3230.

▶ *3*

多巴胺基微纳米材料的制备

3.1　聚多巴胺纳米粒子

根据不同的应用需求，研究者们发展了一系列制备聚多巴胺纳米粒子的方法。例如，Ju 等[1]首先采用 NaOH 碱性溶液制备出尺寸<100nm 的纳米粒子(图 3-1)。他们在 2mg/mL 的多巴胺盐酸盐溶液中加入浓度为 1mol/L 的 NaOH 溶液，在 50℃、剧烈搅拌的条件下进行反应。在加入 NaOH 的瞬间溶液由无色变为淡黄色，并逐渐转变为棕黑色。反应 5h 后，通过离心收集聚多巴胺纳米粒子。NaOH 起到了中和多巴胺盐酸盐分子中的酸的作用，此后多巴胺在溶解氧的作用下发生

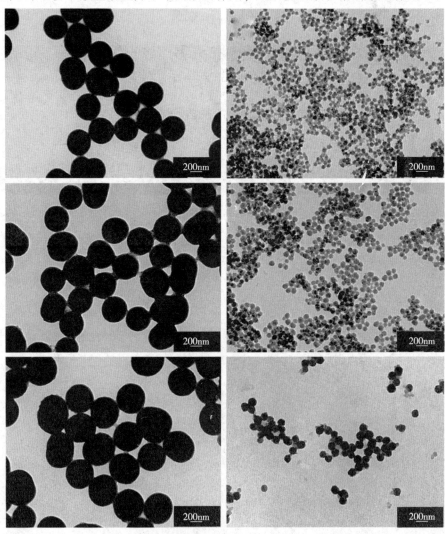

图 3-1　在不同实验条件下制备聚多巴胺纳米粒子的 TEM 照片[1]

氧化自聚合反应生成聚多巴胺。如此制备的纳米粒子在水中以及生物缓冲溶液中均表现出卓越的分散稳定性。将修饰了聚乙二醇的聚多巴胺纳米粒子与 HeLa 细胞共培养，其表现出良好的生物相容性。这种聚多巴胺纳米粒子在自由基去除方面表现出潜在的应用。

纳米颗粒的尺寸不仅影响药物的负载率及释放行为，还与药物能否被靶向细胞吸收直接相关。最常见的聚多巴胺纳米粒子制备方法是采用多巴胺在水与乙醇的混合溶液中反应[2]。通过调控反应条件，例如反应时间和 pH 等，可制备不同尺寸的聚多巴胺纳米粒子。其中，多巴胺的浓度、水与乙醇的比例对纳米颗粒的尺寸影响较大。通过改变这两种参数，可以分别制备尺寸为 70~400nm 的聚多巴胺纳米粒子。此外，还可以采用其他醇类替代乙醇，例如异丙醇和乙二醇等[3,4]。利用该方法制备的纳米粒子表面富含功能性的氨基和羟基基团，表现出极其活跃的化学反应性。因此，聚多巴胺纳米粒子能够作为活性模板进一步合成各种纳米结构，例如 MnO_2 中空球、PDA/Fe_3O_4 以及 PDA/Ag 核/壳型结构等[5]。在制备这些纳米结构时，聚多巴胺纳米粒子无需进行任何的表面修饰以及专门的处理，使得这种方法具有广泛的应用。

在另一项研究中，Zhang 等[6]采用两步处理的方法制备了新颖的聚多巴胺荧光纳米粒子。首先，多巴胺在 Tris 的碱性溶液中（pH=10.5）反应 15min，之后在体系中加入 H_2O_2 水溶液（30%）继续反应 5h 从而制备聚多巴胺荧光纳米粒子（图3-2）。AFM 及 TEM 图像显示所制备的粒子是长度为几十到几百纳米的蠕虫状结构。这些蠕虫状结构分别由尺寸为几十纳米的片状纳米粒子组成。当采用 400nm 激光激发纳米粒子时，其最大发射峰出现在 494nm。并且，随着激发光的波长从

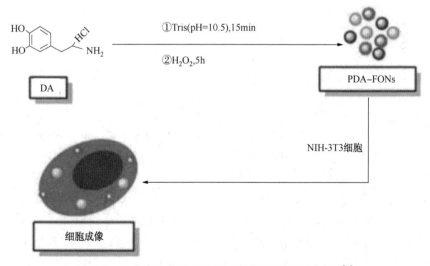

图 3-2　聚多巴胺荧光纳米粒子制备及应用的示意图[6]

360nm 变化到 500nm，纳米粒子的最大荧光发射波长会向高波长方向移动。笔者将该纳米粒子最大发射波长随着激发波长改变的现象归因于蠕虫状纳米结构的尺寸多分散性。这种聚多巴胺荧光纳米粒子在细胞荧光成像方面具有潜在应用。

在另外一个有趣的研究中，Liu 等[7]采用反相微乳液法制备了尺寸为 25～43nm 的聚多巴胺纳米粒子。他们首先利用 Igepal CO-250 将氨水溶液分散在油相环己烷中，氨水液滴以纳米尺寸微乳液的形式分散在本体油相中，从而扮演聚多巴胺合成的微反应器的角色。当在上述体系中加入多巴胺之后，多巴胺会逐渐扩散到氨水液滴中，在碱性环境下氧化自聚合生成聚多巴胺纳米粒子。溶液的颜色也会随着多巴胺的加入由无色变为淡棕色，逐渐变化为深棕色。聚多巴胺颗粒的成核与生长均受限于氨水液滴微乳液体系，因此在这种温和的条件下即可制备得到高度分散的聚多巴胺纳米粒子。并且，聚多巴胺纳米粒子的尺寸和形状还可以通过改变微乳液及反应体系的制备参数调控。此外，笔者还展示了进一步在聚多巴胺纳米粒子上络合 Fe^{3+}、修饰聚乙二醇，最终构建了具有核磁共振成像以及光热治疗双重功能的聚多巴胺纳米复合材料(图 3-3)。

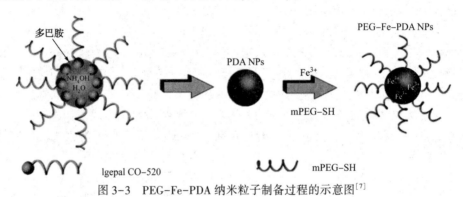

图 3-3　PEG-Fe-PDA 纳米粒子制备过程的示意图[7]

3.2　核/壳结构

聚多巴胺由于具有卓越的表面黏附性质，富含多种功能基团(如氨基、羟基等)有利于进行进一步的化学修饰，因此被广泛应用于生物纳米材料的表面修饰和功能化，包括介孔二氧化硅纳米粒子[8]、聚合物纳米粒子[9]、金纳米粒子[10]、金纳米棒[11]、石墨烯[12]等。Fe_3O_4纳米粒子由于在药物靶向输送、高温治疗、核磁共振成像等领域的潜在应用而吸引了广泛的研究兴趣。但是，未包覆的 Fe_3O_4 纳米粒子由于磁场偶极相互作用很容易聚集形成团簇。为此，研究者们采用聚多巴胺对磁性 Fe_3O_4 纳米粒子进行表面修饰。Si 等[13]利用多巴胺在磷酸盐缓冲溶液中的氧化自聚合反应制备了 $Fe_3O_4@PDA$ 纳米复合物。通过控制实验参数，笔者分别制备了尺寸和壁厚可控的微球粒子。此外，进一步通过静电吸引相互作用，

还可以在 Fe_3O_4@PDA 纳米复合物的表面修饰金纳米粒子。采用类似策略制备的 Fe_3O_4@PDA 纳米复合物在药物输送、催化、炭吸附等领域显示出应用前景[14]。此外，Wu 等[15,16]利用聚多巴胺包覆超顺磁性氧化铁纳米粒子(superparamagnetic iron oxide nanoparticles，SPIONs)。他们首先采用乳化的方法制备了超顺磁性氧化铁纳米粒子，之后，将其分散于 Tris-HCl 缓冲溶液(pH=8.5)中包覆聚多巴胺涂层，从而制备聚多巴胺修饰的超顺磁性氧化铁纳米粒子团簇。这种核壳型纳米团簇在外磁场作用下能够实现在肿瘤位点的增强聚集。

金纳米材料由于具有可调的近红外局域表面等离子共振效应、独特的光学性能以及良好的生物相容性，并且易于合成，因此被广泛应用于癌症诊断和治疗领域。目前，研究者们已经探索了将聚多巴胺涂层应用于金纳米粒子(Au NPs)[10,17]、金纳米棒(Au NRs)[11,18]和金纳米星(Au NSs)[19,20]等金纳米材料的表面修饰与功能化。Liu 等[21]首先制备了聚多巴胺包覆的金纳米粒子(Au NP@PDA)，并研究了其生物相容性及在活体内的长期稳定性。此后，Zeng 等[22]合成了一系列的多功能诊疗一体化药剂，例如脂质体修饰的 Au NP@PDA(图 3-4)。这些纳米杂化体可应用于核磁共振成像与计算机 X 射线断层扫描双模态成像指引的光热疗法治疗肝癌。最近，Lee 等[23]研发了一种制备聚多巴胺粒子与金纳米粒子复合物的新方法。他们通过控制合成的方法在聚多巴胺粒子的内部制备了金纳米粒子。在外界刺激(例如化学物质或近红外光)存在下，这种 Au@PDA 核壳材料能够响应性快速释放催化剂金纳米粒子，有望应用于环境修复中重金属的检测分析。

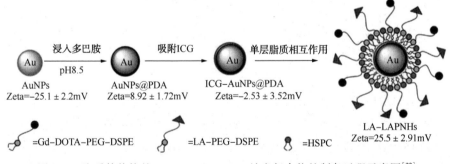

图 3-4　脂质体修饰的 ICG-AuNPs@PDA 纳米复合物的制备过程示意图[22]

3.3　微胶囊

微胶囊是一种广泛应用于生物医药领域的药物载体。微胶囊的常用制备方法是基于模板合成的层层组装技术[24-26]。在制备过程中可以很方便地调控实验参数，从而制备不同尺寸、组成和壁厚的微胶囊。然而，利用层层组装技术制备微胶囊也存在一些问题，例如实验操作繁杂、耗费时间较长等。因此，亟需发展更加简便的微胶囊制备方法。Caruso 等[27]以二氧化硅微球为模板，利用多巴胺在碱性溶液中的氧化自聚合反应，首先制备了核壳结构。之后，采用氢氟酸除去二氧化硅模板，即可制备得到聚多巴胺微胶囊。通过改变二氧化硅模板的尺寸、反应时间可以调控聚多巴胺微胶囊的尺寸和厚度。与无孔二氧化硅模板相比较，使用介孔二氧化硅颗粒制备的聚多巴胺微胶囊更为完整，胶囊表面的褶皱较少。此后，他们采用两步聚合的方法制备了新颖的聚多巴胺荧光微胶囊[28]。首先通过多巴胺在二氧化硅模板上的聚合反应，以及除模板步骤得到聚多巴胺微胶囊。然后，对上述微胶囊进行第二次多巴胺聚合以及进一步的 H_2O_2 氧化反应，最终获得聚多巴胺荧光微胶囊（图 3-5）。有趣的是，这种聚多巴胺微胶囊的荧光具有 pH 可调的特点，并且在 pH＝3 时荧光强度最高。除了上述二氧化硅颗粒，还可以使用聚苯乙烯微球为模板制备微胶囊[29]。之后使用 THF 除去聚苯乙烯微球，从而制备聚多巴胺微胶囊。利用该方法制备的聚多巴胺微胶囊由于含有氨基和酚类功能基团，因此具有两性性质。其能够在不同的 pH 条件下选择性吸附和释放带有正、负电荷的分子，例如甲基橙、罗丹明 6G、茜素红等。

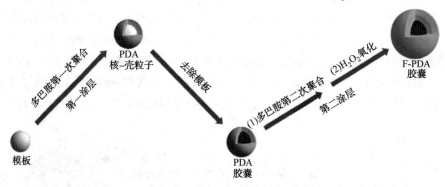

图 3-5　聚多巴胺荧光微胶囊制备过程的示意图[28]

以二氧化硅、聚苯乙烯微球为模板制备聚多巴胺微胶囊，分别需要使用氢氟酸和 THF 溶液去除模板。为了发展一种更为温和的制备方法，我们采用 $MnCO_3$ 颗粒为模板，使用 EDTA 溶液去除模板，制备了形貌规整的聚多巴胺微胶囊[30]。通过改变多巴胺前驱体溶液的浓度、缓冲溶液的 pH 可实现对聚多巴胺胶囊形貌和壁厚的调控。该方法还可以应用于胰岛素微粒的包覆，从而应用于胰岛素药物的口服释放（图 3-6）。Jiang 等[31]以 $CaCO_3$ 颗粒为模板，同样使用 EDTA 溶液去除模板，也可得到聚多巴胺微胶囊。利用该微胶囊，他们分别将葡糖苷酶、β-淀粉酶、α-淀粉酶负载在微胶囊的腔内、囊壁上以及囊壁外表面上。如此构建的复合酶体系能够将淀粉转化为低聚异麦芽糖，并表现出较高的催化活性。

除了上述几种常见的硬模板，乳状液滴等软膜板也被用于聚多巴胺微胶囊的制备。Caruso 等[32]利用二甲基二乙氧基硅烷乳状液滴为模板，采用乙醇除去模

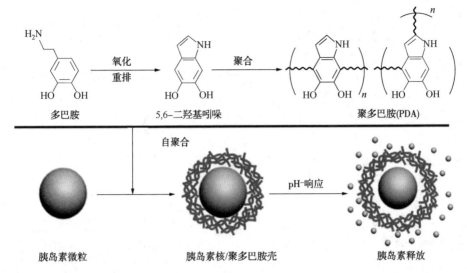

图 3-6 聚多巴胺微胶囊胰岛素给药体系的制备及 pH 响应性药物释放示意图[30]

板，制备得到聚多巴胺微胶囊。Yeroslavsky 等[33]将声化学应用于多巴胺缓冲溶液与正十二烷的两相混合溶液，通过一步反应制备了聚多巴胺微胶囊。在硫酸铜溶液存在下，由于 Cu^{2+} 与聚多巴胺的配位作用，微胶囊制备时间从 12min 缩短为 6min。Ni 等[34]采用能够互溶的 THF–Tris 缓冲溶液混合物制备了聚多巴胺微胶囊。利用这种特殊的非乳液软模板可以得到尺寸为 200nm、壁厚为 40nm 的微胶囊。他们认为在微胶囊的制备过程中，THF 与 Tris 缓冲溶液形成的微相分离混合物扮演着软模板的角色(图 3-7)。

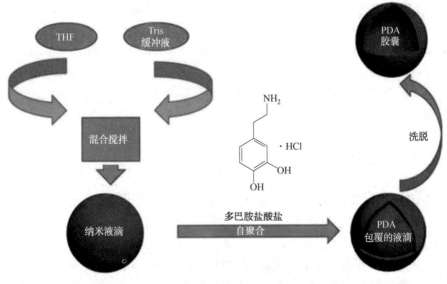

图 3-7　使用 THF–Tris 缓冲溶液混合物制备聚多巴胺微胶囊的示意图[34]

3.4 聚多巴胺薄膜

自从 2007 年 Messersmith 研究小组首次提出了通过多巴胺的氧化自聚合反应制备聚多巴胺开始,聚多巴胺在材料表面包覆和修饰领域引起了大量的关注。聚多巴胺本身具有极强的粘附性质,几乎能够在任何材料的表面形成薄膜,甚至是在超疏水材料表面。目前,聚多巴胺已经被应用于多种疏水性聚合物的表面修饰,例如聚偏二氟乙烯、聚四氟乙烯、聚对苯二甲酸乙二酯以及聚酰亚胺等,从而克服其低表面能、化学惰性等缺点[35]。组织工程中常用的聚合物(如聚己内酯、聚-L-乳酸、聚乙醇酸及其共聚物等)也需要进行聚多巴胺涂层修饰[36]。包覆聚多巴胺涂层后,聚合物支架材料的细胞粘附能力及促细胞增殖能力明显增强。并且,聚多巴胺修饰的聚己内酯有利于血管内皮生长因子的固定[37]。聚多巴胺还被用来固定在聚四氟乙烯管的内壁,从而便于在管内表面交联生物聚合物壳聚糖,进而应用于肝癌标志戊己醛和 2-丁酮的固相微萃取[38]。

此外,生物传感器的构建也需要使用聚多巴胺。例如,Wang 等[39]在铟锡氧化物电极表面修饰了聚多巴胺涂层,从而有利于在其表面进一步修饰介孔二氧化硅纳米颗粒,增加电化学免疫传感器的稳定性。Liu 等[40]采用聚多巴胺修饰大孔石墨烯泡沫电极,并在表面进一步结合凝集素大分子伴刀豆球蛋白和辣根过氧化氢酶标记的癌胚抗原抗体。Zhang 等[41]利用微流体层层沉积技术,通过氧化石墨烯引发 3D 纳米孔聚多巴胺表面的形成。这样构建的微流体分析平台能够提高外来体免疫捕获效率。Liu 等[42]采用聚多巴胺修饰多壁碳纳米管(multiwall carbon nanotubes, MWCNTs),进而在其表面原位还原金纳米粒子。使用该复合物修饰电极基底材料,通过量子点进行信号放大,如此构建的夹心型细胞传感器能够实现最低检出限为 50cells/mL(图 3-8)。此外,Yin 等[43]以日落黄为模板分子在多壁碳纳米管上构建了聚多巴胺分子印迹聚合物层,从而实现了日落黄分子的低浓度检测。

3.5 其他材料

除了上述纳米粒子以及平板材料,其他形貌的材料如纳米纤维[44,45]、纳米管[46]、脂质体[47]、胶束[48,49]以及支架材料[50]等也能被聚多巴胺修饰,从而构建功能性的生物材料,这些材料将在第 4 章中分别作详细介绍。鉴于以多巴胺为构筑基元能够制备丰富多样的聚多巴胺材料,研究者们开始关注多巴胺组装性质的调控。例如通过加入其他分子调控多巴胺的氧化自聚合反应,通过多巴胺与功

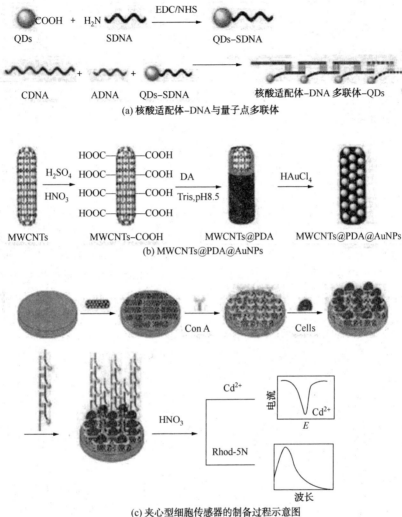

(a) 核酸适配体-DNA与量子点多联体

(b) MWCNTs@PDA@AuNPs

(c) 夹心型细胞传感器的制备过程示意图

图 3-8　夹心型传感器通过量子点进行信号放大检测细胞[42]

能性分子的共组装构建新型纳米材料等。

　　Kohri 等[51]报道了在羧酸化合物(如咖啡酸、反式肉桂酸、原儿茶酸和苯甲酸等)的存在下，多巴胺能够在水与甲醇的 Tris 碱性混合溶剂中，在聚苯乙烯颗粒表面氧化自聚合形成树莓状粒子(图 3-9)。他们推测多巴胺单体中的氨基与羧酸化合物中的羧基通过氢键形成复合物从而导致树莓状颗粒物的形成。在另外一种羧酸叶酸的调控下，Yu 等[52,53]在碱性的 Tris 缓冲溶液中制备了卷曲的聚多巴胺纳米纤维。叶酸与多巴胺通过 π-π 堆积形成了类似石墨的结构，从而增强了聚多巴胺寡聚物的有序堆积，最终形成纳米纤维结构。

　　另一个研究报道了抗氧化剂(如谷胱甘肽、抗坏血酸、半胱氨酸、高半胱氨

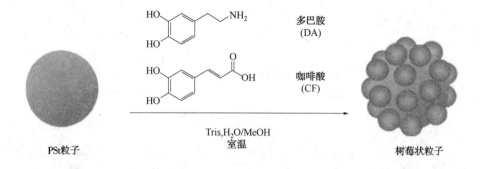

HO
HO ⟶ NH₂

多巴胺
(DA)

HO
HO ⟶ OH
O

咖啡酸
(CF)

Tris,H₂O/MeOH
室温

PSt粒子

树莓状粒子

图 3-9　在羧酸化合物存在下制备树莓状粒子的示意图[51]

酸)的存在能够阻断多巴胺的氧化自聚合反应[54]。除了上述小分子化学物，某些聚合物也能够抑制多巴胺的氧化自聚合反应。例如，Zhang 等[55] 报道了非离子型聚合物聚乙烯基吡咯烷酮的存在可以有效抑制聚多巴胺的组装。此外，我们开创性地研究了金属氧簇杂多酸分子对多巴胺组装的影响[56,57]。研究发现在 Tris 碱性缓冲溶液中，磷钨酸的加入不仅能够抑制多巴胺的氧化自聚合反应，还能与多巴胺分子共组装生成花状分级纳米结构。并且，花状分级纳米结构的尺寸和形貌可以通过改变两组分的比例、浓度以及缓冲溶液的 pH 进行调控(图 3-10)。此后，山东大学的 Zhang 等[58] 报道了多巴胺与另外一种杂多酸分子 EuW₁₀ 也能够组装形成类似的花状分级纳米结构，进一步验证了我们所提出方法的普适性。

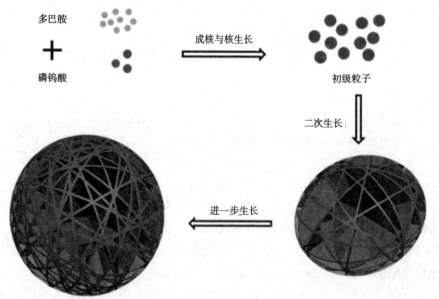

多巴胺

＋

磷钨酸

成核与核生长

初级粒子

二次生长

进一步生长

图 3-10　利用多巴胺与磷钨酸的共组装制备花状分级纳米结构的示意图[56]

此外，在多巴胺反应液中加入聚乙烯亚胺，其所包含的氨基以共价键形式结合到聚多巴胺的寡聚物上，从而制备得到粘性的、具有自修复功能的、独立支撑的 Janus 薄膜材料（图 3-11）[59]。Azevedo 等[60]利用多巴胺修饰壳聚糖制备了超硬水凝胶，其具有快速修复、自愈合、可注射以及细胞相容性等优点。在这种新型水凝胶形成过程中存在两种交联机理。一种是生物交联剂京尼平与含有氨基的壳聚糖通过共价键交联，另一种是多巴胺内的邻苯二酚基团与 Fe^{3+} 通过配位作用交联。另一个研究基于多巴胺与钼离子的配位作用，将其作为黏合剂制备自组装超结构[61]。这种超结构的制备方法适合应用于不用形貌的粒子，例如尺寸为 10~500nm 的纳米球、纳米立方体、纳米棒、中空纳米球等。通过后续的高温煅烧以及刻蚀处理，以二氧化硅纳米粒子为前体制备的 $MoO_2/N/C$ 超级孔框架结构表现出高度的结构可塑性，有望应用于能量存储领域。

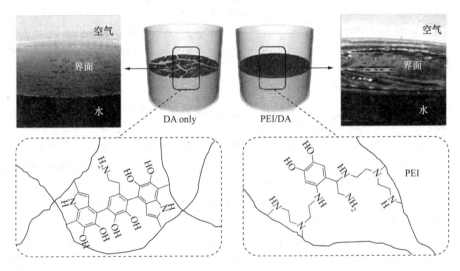

图 3-11　在单独的多巴胺溶液中（左）以及多巴胺与
聚乙烯亚胺的混合溶液中（右）制备薄膜的示意图[59]

综上所述，多巴胺基微纳米材料由于包含多种反应性功能基团而为生物医药纳米粒子、核/壳结构、中空微胶囊、薄膜的制备开辟了新的路径。其中，核/壳结构的制备由于不需要额外的除模板步骤，相比较于中空微胶囊的制备更为简便。这些纳米材料在疾病检测、生物成像、药物输送、光热疗法、组织工程、抗菌等生物医药领域中具有广泛的应用前景，这部分内容将在第 4 章详细介绍。

参 考 文 献

[1] Ju K.-Y., Lee Y., Lee S., et al. Bioinspired polymerization of dopamine to generate melanin-like nanoparticles having an excellent free-radical-scavenging property. Biomacromolecules, 2011, 12(3)：625-632.

[2] Liu Y.L., Ai K.L., Liu J.H., et al. Dopamine-melanin colloidal nanospheres：an efficient

near – infrared photothermal therapeutic agent for in vivo cancer therapy. Advanced Materials, 2013, 25(9): 1353–1359.

[3] Xie Y., Lin X., Huang Y., et al. Highly sensitive and selective detection of miRNA: DNAse I–assisted target recycling using DNA probes protected by polydopamine nanospheres. Chemical Communications, 2015, 51(11): 2156–2158.

[4] Wang Q., Yin B. –C., Ye B. –C. A novel polydopamine–based chemiluminescence resonance energy transfer method for microRNA detection coupling duplex–specific nuclease–aided target recycling strategy. Biosensors & Bioelectronics, 2016, 80: 366–372.

[5] Yan J., Yang L., Lin M. F., et al. Polydopamine spheres as active templates for convenient synthesis of various nanostructures. Small, 2013, 9(4): 596–603.

[6] Zhang X., Wang S., Xu L., et al. Biocompatible polydopamine fluorescent organic nanoparticles: facile preparation and cell imaging. Nanoscale, 2012, 4(18): 5581–5584.

[7] Liu F., He X., Zhang J., et al. Controllable synthesis of polydopamine nanoparticles in microemulsions with pH–activatable properties for cancer detection and treatment. Journal of Materials Chemistry B, 2015, 3(33): 6731–6739.

[8] Zheng Q., Lin T., Wu H., et al. Mussel–inspired polydopamine coated mesoporous silica nanoparticles as pH–sensitive nanocarriers for controlled release. International Journal of Pharmaceutics, 2014, 463(1): 22–26.

[9] Xiong W., Peng L., Chen H., et al. Surface modification of MPEG – b – PCL – based nanoparticles via oxidative self – polymerization of dopamine for malignant melanoma therapy. International Journal of Nanomedicine, 2015, 10: 2985–2996.

[10] Ju K. –Y., Lee S., Pyo J., et al. Bio–inspired development of a dual–mode nanoprobe for MRI and Raman imaging. Small, 2015, 11(1): 84–89.

[11] Wang S., Zhao X., Wang S., et al. Biologically inspired polydopamine capped gold nanorods for drug delivery and light–mediated cancer therapy. ACS Applied Materials & Interfaces, 2016, 8(37): 24368–24384.

[12] Lin Q., Huang X., Tang J., et al. Environmentally friendly, one–pot synthesis of folic acid–decorated graphene oxide–based drug delivery system. Journal of Nanoparticle Research, 2013, 15(12): 2144.

[13] Si J., Yang H. Preparation and characterization of bio – compatible Fe_3O_4 @ polydopamine spheres with core/shell nanostructure. Materials Chemistry and Physics, 2011, 128(3): 519–524.

[14] Liu R., Guo Y., Odusote G., et al. Core–shell Fe_3O_4 polydopamine nanoparticles serve multipurpose as drug carrier, catalyst support and carbon adsorbent. ACS Applied Materials & Interfaces, 2013, 5(18): 9167–9171.

[15] Wu M., Zhang D., Zeng Y., et al. Nanocluster of superparamagnetic iron oxide nanoparticles coated with poly(dopamine)for magnetic field–targeting, highly sensitive MRI and photothermal cancer therapy. Nanotechnology, 2015, 26(11): 115102.

[16] Wu M., Wang Q., Zhang D., et al. Magnetite nanocluster@ poly(dopamine)–PEG@ indocy-

anine green nanobead with magnetic field-targeting enhanced MR imaging and photothermal therapy in vivo. Colloids and Surfaces B-Biointerfaces, 2016, 141: 467-475.

[17] Li C. , Liu Z. , Yao P. Gold nanoparticles coated with a polydopamine layer and dextran brush surface for diagnosis and highly efficient photothermal therapy of tumors. RSC Advances, 2016, 6(39): 33083-33091.

[18] Zhang L. , Su H. , Cai J. , et al. A multifunctional platform for tumor angiogenesis-targeted chemo-thermal therapy using polydopamine-coated gold nanorods. ACS Nano, 2016, 10(11): 10404-10417.

[19] Du B. , Gu X. , Zhao W. , et al. Hybrid of gold nanostar and indocyanine green for targeted imaging-guided diagnosis and phototherapy using low-density laser irradiation. Journal of Materials Chemistry B, 2016, 4(35): 5842-5849.

[20] Li D. , Zhang Y. , Wen S. , et al. Construction of polydopamine-coated gold nanostars for CT imaging and enhanced photothermal therapy of tumors: an innovative theranostic strategy. Journal of Materials Chemistry B, 2016, 4(23): 4216-4226.

[21] Liu X. S. , Cao J. M. , Li H. , et al. Mussel-inspired polydopamine: a biocompatible and ultrastable coating for nanoparticles in vivo. ACS Nano, 2013, 7(10): 9384-9395.

[22] Zeng Y. , Zhang D. , Wu M. , et al. Lipid-AuNPs@ PDA nanohybrid for MRI/CT imaging and photothermal therapy of hepatocellular carcinoma. ACS AppliedMaterials & Interfaces, 2014, 6 (16): 14266-14277.

[23] Lee Y. S. , Bae J. Y. , Koo H. Y. , et al. A remote - controlled generation of gold @ polydopamine(core @ shell) nanoparticles via physical-chemical stimuli of polydopamine/gold composites. Scientific Reports, 2016, 6: 22650.

[24] Xuan M. , Zhao J. , Shao J. , et al. Recent progresses in layer-by-layer assembled biogenic capsules and their applications. Journal of Colloid and Interface Science, 2017, 487: 107-117.

[25] Jia Y. , Li J. Molecular assembly of schiff base interactions: construction and application. Chemical Reviews, 2015, 115(3): 1597-1621.

[26] Feng X. , Du C. , Li J. Molecular assembly of polysaccharide-based microcapsules and their biomedical applications. Chemical Record, 2016, 16(4): 1991-2004.

[27] Postma A. , Yan Y. , Wang Y. J. , et al. Self-polymerization of dopamine as a versatile and robust technique to prepare polymer capsules. Chemistry of Materials, 2009, 21(14): 3042-3044.

[28] Chen X. , Yan Y. , Muellner M. , et al. Engineering fluorescent poly(dopamine)capsules. Langmuir, 2014, 30(10): 2921-2925.

[29] Liu Q. , Yu B. , Ye W. , et al. Highly selective uptake and release of charged molecules by pH-responsive polydopamine microcapsules. Macromolecular Bioscience, 2011, 11(9): 1227-1234.

[30] Li H. , Jia Y. , Feng X. , et al. Facile fabrication of robust polydopamine microcapsules for insulin delivery. Journal of Colloid and Interface Science, 2017, 487: 12-19.

［31］Zhang L. , Shi J. , Jiang Z. , et al. Bioinspired preparation of polydopamine microcapsule for multienzyme system construction. Green Chemistry, 2011, 13(2): 300-306.

［32］Cui J. , Yan Y. , Such G. K. , et al. Immobilization and intracellular delivery of an anticancer drug using mussel-inspired polydopamine capsules. Biomacromolecules, 2012, 13(8): 2225-2228.

［33］Yeroslavsky G. , Richman M. , Dawidowicz L. -o. , et al. Sonochemically producedpolydopamine nanocapsules with selective antimicrobial activity. Chemical Communications, 2013, 49(51): 5721-5723.

［34］Ni Y. -Z. , Jiang W. -F. , Tong G. -S. , et al. Preparation of polydopamine nanocapsules in a miscible tetrahydrofuran - buffer mixture. Organic & Biomolecular Chemistry, 2015, 13(3): 686-690.

［35］Jiang J. , Zhu L. , Zhu L. , et al. Surface characteristics of a self - polymerized dopamine coating deposited on hydrophobic polymer films. Langmuir, 2011, 27(23): 14180-14187.

［36］Tsai W. -B. , Chen W. -T. , Chien H. -W. , et al. Poly(dopamine)coating to biodegradable polymers for bone tissue engineering. Journal of Biomaterials Applications, 2014, 28(6): 837-848.

［37］Shin Y. M. , Lee Y. B. , Kim S. J. , et al. Mussel - inspired immobilization of vascular endothelial growth factor (VEGF) for enhanced endothelialization of vascular grafts. Biomacromolecules, 2012, 13(7): 2020-2028.

［38］Wu S. , Cai C. , Cheng J. , et al. Polydopamine/dialdehyde starch/chitosan composite coating for in-tube solid-phase microextraction and in-situ derivation to analysis of two liver cancer bio-markers in human blood. Analytica Chimica Acta, 2016, 935: 113-120.

［39］Wang X. , Miao J. , Xia Q. , et al. A high - sensitivity immunosensor for detection of tumor marker based on functionalized mesoporous silica nanoparticles. Electrochimica Acta, 2013, 112: 473-479.

［40］Liu J. , Wang J. , Wang T. , et al. Three-dimensional electrochemical immunosensor for sensi-tive detection of carcinoembryonic antigen based on monolithic and macroporous graphene foam. Biosensors & Bioelectronics, 2015, 65: 281-286.

［41］Zhang P. , He M. , Zeng Y. Ultrasensitive microfluidic analysis of circulating exosomes using a nanostructured graphene oxide/polydopamine coating. Lab on a Chip, 2016, 16(16): 3033-3042.

［42］Liu H. , Xu S. , He Z. , et al. Supersandwich cytosensor for selective and ultrasensitive detection of cancer cells using aptamer-DNA concatamer-quantumdots probes. Analytical Chem-istry, 2013, 85(6): 3385-3392.

［43］Yin Z. -Z. , Cheng S. -W. , Xu L. -B. , et al. Highly sensitive and selective sensor for sunset yellow based on molecularly imprinted polydopamine - coated multi - walled carbon nano-tubes. Biosensors & Bioelectronics, 2018, 100: 565-570.

［44］Zhang H. , Hu S. , Song D. , et al. Polydopamine-sheathed electrospun nanofiber as adsorbent for determination of aldehydes metabolites in human urine. Analytica Chimica Acta, 2016, 943:

74-81.

[45] Jiang J. , Xie J. , Ma B. , et al. Mussel−inspired protein−mediated surface functionalization of electrospun nanofibers for pH−responsive drug delivery. Acta Biomaterialia, 2014, 10(3): 1324-1332.

[46] Ding W. , Chechetka S. A. , Masuda M. , et al. Lipid nanotube tailored fabrication of uniquely shaped polydopamine nanofibers as photothermal converters. Chemistry−a European Journal, 2016, 22(13): 4345-4350.

[47] Zong W. , Hu Y. , Su Y. , et al. Polydopamine−coated liposomes as pH−sensitive anticancer drug carriers. Journal of Microencapsulation, 2016, 33(3): 257-262.

[48] Wu X. , Zhou L. , Su Y. , et al. A polypeptide micelle template method to prepare polydopamine composite nanoparticles for synergistic photothermal−chemotherapy. Polymer Chemistry, 2016, 7(35): 5552-5562.

[49] Zhang R. , Su S. , Hu K. , et al. Smart micelle@ polydopamine core−shell nanoparticles for highly effective chemo−photothermal combination therapy. Nanoscale, 2015, 7(46): 19722-19731.

[50] Song J. , Hu H. , Jian C. , et al. New generation of gold nanoshell−coated esophageal stent: preparation and biomedical applications. ACS Applied Materials & Interfaces, 2016, 8(41): 27523-27529.

[51] Kohri M. , Nannichi Y. , Kohma H. , et al. Size control of polydopamine nodules formed on polystyrene particles during dopamine polymerization with carboxylic acid−containing compounds for the fabrication of raspberry−like particles. Colloids and Surfaces A: Physicochemical and Engineering Aspects, 2014, 449: 114-120.

[52] Yu X. , Fan H. , Wang L. , et al. Formation of polydopamine nanofibers with the aid of folic acid. Angewandte Chemie International Edition, 2014, 53(46): 12600-12604.

[53] Fan H. , Yu X. , Liu Y. , et al. Folic acid−polydopamine nanofibers show enhanced ordered−stacking via π−π interactions. Soft Matter, 2015, 11(23): 4621-4629.

[54] Ma S. , Qi Y. −X. , Jiang X. −Q. , et al. Selective and sensitive monitoring of cerebral antioxidants based on the dye−labeled DNA/polydopamine conjugates. Analytical Chemistry, 2016, 88(23): 11647-11653.

[55] Zhang Y. , Thingholm B. , Goldie K. N. , et al. Assembly of poly(dopamine)films mixed with a nonionic polymer. Langmuir, 2012, 28(51): 17585-17592.

[56] Li H. , Jia Y. , Wang A. , et al. Self−assembly of hierarchical nanostructures from dopamine and polyoxometalate for oral drug delivery. Chemistry−A European Journal, 2014, 20(2): 499-504.

[57] Li H. , Yan Y. , Gu X. , et al. Organic−inorganic hybrid based on co−assembly of polyoxometalate and dopamine for synthesis of nanostructured Ag. Colloids and Surfaces A: Physicochemical and Engineering Aspects, 2018, 538: 513-518.

[58] Zhang H. , Guo L. −Y. , Jiao J. , et al. Ionic self−assembly of polyoxometalate − dopamine hybrid nanoflowers with excellent catalytic activity for dyes. ACS Sustainable Chemistry & Engineering, 2017, 5(2): 1358-1367.

[59] Hong S. , Schaber C. F. , Dening K. , et al. Air/water interfacial formation of freestanding, stimuli-responsive, self-healing catecholamine Janus-faced microfilms. Advanced Materials, 2014, 26(45): 7581-7587.

[60] Azevedo S. , Costa A. M. S. , Andersen A. , et al. Bioinspired ultratough hydrogel with fast recovery, self-healing, injectability and cytocompatibility. Advanced Materials, 2017, 29 (28): 6.

[61] Sun L. S. , Wang C. L. , Wang L. M. A kind of coordination complex cement for the self-assembly of superstructure. ACS Nano, 2018, 12(4): 4002-4009.

▶ *4*

多巴胺基微纳米材料的应用

4.1 在生物传感中的应用

4.1.1 癌胚抗原的检测

肿瘤标记物是存在于血液和组织中的与癌症相关的大分子。肿瘤标记物的检测在癌症的临床诊断和治疗中具有至关重要的意义。例如，癌胚抗原（carcinoembryonic antigen，CEA）是一种广谱性的肿瘤标记物。血清内癌胚抗原的含量与肝癌、结直肠癌、胰腺癌、乳腺癌等癌症的发生、发展密切相关。对癌胚抗原的检测分析可用于对化疗患者的疗效观察，还可用于恶性肿瘤术后的疗效观察及预后判断[1]。目前，经典的免疫测定方法已经被广泛应用于癌胚抗原的定量分析，例如放射免疫分析[2]、化学发光免疫分析[3]以及酶联免疫吸附测定（ELISA）等[4]。其中，电化学免疫分析方法由于仪器简单、灵敏度高、反应时间短而备受关注。在构建电化学免疫传感器过程中，最重要的步骤之一是将免疫组分可靠地固定在电极表面上。于此，具有氨基、邻苯二酚等活性基团的聚多巴胺分子为在电极上生物分子的固定以及金属纳米颗粒的沉积提供了高度通用的解决方案。

Liu 等[5]设计了一种应用于癌胚抗原检测的 3D 电化学免疫传感器。他们首先通过化学气相沉积的方法制备了大孔的石墨烯泡沫，作为独立的 3D 电极。然后，利用多巴胺在碱性条件下的氧化自聚合反应，在石墨烯泡沫的表面涂覆聚多巴胺涂层。之后，以聚多巴胺为连接物，在电极表面进一步固定凝集素大分子伴刀豆球蛋白和辣根过氧化氢酶标记的癌胚抗原的抗体（图 4-1）。通过抗体与癌胚抗原的特异性识别反应，这种 3D 传感器能够实现对癌胚抗原的最低检出限约为 90pg/mL，线性范围是 0.1~750.0ng/mL。

在另一个研究中，Li 等[6]构建了一种新型的金纳米探针以检测癌胚抗原。他们先是采用尺寸为 50nm 的聚多巴胺修饰的二氧化硅纳米球修饰玻碳电极。之后，利用聚多巴胺对金离子的还原作用进一步在电极表面沉积金纳米粒子。将如此制备的 Au NPs-PDA-silica/GCE 电极浸泡在抗癌胚抗原的抗体溶液中，以使其吸附修饰在电极表面。通过对临床上肺癌细胞的检测分析，这种免疫电极具有很高的灵敏性（1080nA/ng/mL），癌胚抗原的最低检出限可达到 0.07ng/mL，线性范围是 0.2~120.0ng/mL。这种免疫传感器在肺癌细胞的检测方面表现出应用前景。

采用二抗进行信号放大的夹心型免疫分析是生物医学分析、食品质量检测和环境监测中的常用分析技术[7,8]。与无标记免疫传感器相比较，夹心型免疫传感器可以提供更强的信号、更高的灵敏度和更低的检出限。例如，Wang 等[9]利用聚多巴胺涂层将介孔二氧化硅纳米粒子固定在铟锡氧化物电极上，并使用辣根过氧化物酶标记的抗癌胚抗原抗体与金纳米粒子偶联进行信号放大（图 4-2）。聚多巴胺涂层不仅保持了电极的良好导电性，还增加了免疫传感器的稳定性。该电化学免疫传感器在 0.01~40.0ng/mL 检测范围内具有超高灵敏度，还表现出非常低的检出限(1.7pg/mL)。

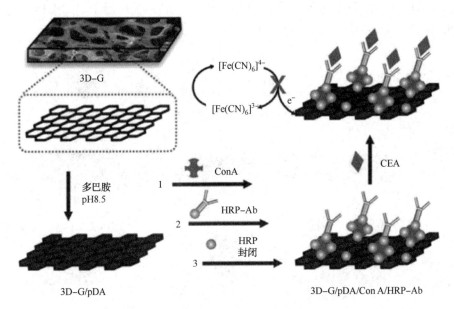

图 4-1　3D 石墨烯泡沫免疫传感器制备及检测癌胚抗原过程的示意图[5]

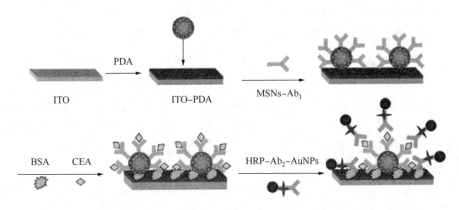

图 4-2　基于金纳米粒子的夹心型免疫传感器制备及检测过程的示意图[9]

　　Miao 等[10]描述了另外一种以铱纳米粒子作为电化学信号放大组件的夹心型电化学免疫分析传感器。在电极一侧，利用多巴胺还原氧化石墨烯在玻碳电极表面同时负载聚多巴胺和还原氧化石墨烯层，并且，在其表面进一步固定抗癌胚抗原初级抗体(Ab$_1$)。在信号放大一侧，铱纳米粒子表面固定二抗(Ab$_2$)以实现信号标记(图 4-3)。由于该传感器整合了聚多巴胺-还原氧化石墨烯大的比表面积，以及铱纳米粒子优秀的还原 H_2O_2 的能力，使得其能够实现对癌胚抗原的高灵敏检测。在最佳工作电位 $-0.6V(vs.SCE)$ 时，该传感器能够实现的线性检测范围为 $0.5pg/mL \sim 5ng/mL$，最低检出限可达到 $0.23pg/mL$。并且，这种免疫传感器表现出满意的可重复性和稳定性。此外，还可将该免疫传感器应用于未知血样的检测分析，结果令人满意。

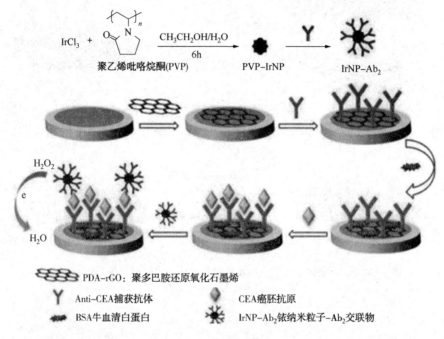

图 4-3　基于铱纳米粒子的夹心型免疫传感器制备及检测过程的示意图[10]

聚多巴胺还被用于构建夹心型的鲁米诺电致化学发光 (electrochemilumines-cence, ECL) 免疫传感器[11]。利用聚多巴胺原位还原银纳米粒子制备复合材料，其能够有效地固定初级抗体 (Ab_1)。在另一侧，将金纳米粒子固定在 PEI-GO 复合物上，并且进一步修饰碳量子点 (carbon quantum dots, CQDs)、二抗 (Ab_2)。通过癌胚抗原与 Ab_1 和 Ab_2 的特异性识别相互作用，将电极与信号放大的电致化学发光碳量子点偶联。从而实现未知样品中癌胚抗原的定量检测，其检测范围为 $5pg/mL \sim 500ng/mL$，最低检出限为 $1.67pg/mL$。

Feng 等[12]报道了在丝网印刷电极上构建的另一种 ECL 免疫传感器，用于执行多重肿瘤标记物的测定，例如癌胚抗原和糖类抗原 (carbohydrate antigen-199, CA199)。首先，利用多巴胺的氧化自聚合反应将相应的肿瘤标记物作为模板分子，通过电聚合的方式沉积在工作电极金纳米粒子修饰的碳电极表面。之后，两种模板分子印迹的聚多巴胺膜形成并分别具有特异性识别、捕获 CEA 和 CA199 的能力。此后，使用聚-L-赖氨酸作为信号放大的桥接剂将金胶体固定在

Ru(bpy)$_3^{2+}$掺杂的二氧化硅的表面上，并在其表面修饰相应肿瘤标记物的抗体。将如此制备的分子印迹-聚多巴胺膜、对应的抗体及标记物分别偶联在一起，从而形成免疫复合物体系(图4-4)。他们使用自制的单孔双投开关及光电倍增管在ECL免疫传感器产生信号后快速地检测信号，这个装置可以有效地避免附近工作电极的干扰。该电极对CEA的检测范围是0.05~100pg/mL，最低检出限是0.02pg/mL；对CA199的检测范围是0.03~80U/L，最低检出限是0.01U/L。这种ECL构建策略为多重免疫测定提供了一种简单、经济、快速和灵敏的新方法。

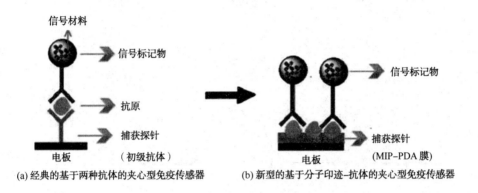

图4-4　新型的基于分子印迹的夹心型免疫传感器[12]

4.1.2　DNA/RNA 的检测

特定DNA序列的检测分析对于遗传性疾病、疾病相关病原体的识别具有重要的意义。在互补DNA链上标记荧光基团是最有效、最简单的检测DNA序列的方法。研究表明，单链和双链DNA的吸附行为有显著差异。荧光标记的单链DNA能够吸附在荧光猝灭材料表面，例如碳纳米管、石墨烯、碳量子点以及MoS$_2$等[13,14]。但是，当加入互补链DNA形成双链DNA之后，DNA链段就会从纳米材料表面脱附下来，同时恢复荧光。基于这一原理，研究者们开发了一系列的DNA检测方法。例如，Qiang等[15]利用多巴胺在碱性Tris和异丙醇混合溶液中的氧化自聚合反应，制备了单分散的聚多巴胺纳米球。该纳米球能够通过能量转移和电子转移猝灭6-羧基荧光素和Cy5等多种荧光物种，猝灭效率高达97%。并且，聚多巴胺纳米球还能够与6-羧基荧光素标记的单链DNA结合，同时猝灭6-羧基荧光素的荧光(图4-5)。利用这一策略可以识别、检测DNA靶向物，例如对人体免疫缺陷病毒(HIV)相关寡聚核苷酸序列的检测[16]。

在上述研究的基础上，Ma等[17]利用还原性物质对多巴胺氧化自聚合反应的抑制作用，发展了检测大脑内抗氧化剂的方法。在抗氧化剂(如谷胱甘肽、抗坏血酸、半胱氨酸)的存在下，多巴胺的氧化自聚合反应被阻断，无法形成聚多巴胺，从而防止聚多巴胺对 FITC 标记的单链 DNA 的猝灭作用，保持其荧光打开的状态，从而实现对抗氧化剂的检测（图 4-6）。采用相似的策略，Wang 等[18] 利用上转换荧光纳米粒子也实现了对抗氧化剂的检测。

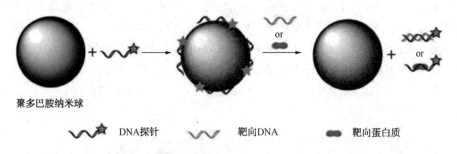

聚多巴胺纳米球

〰️⭐ DNA探针　　〰️ 靶向DNA　　● 靶向蛋白质

图 4-5　采用聚多巴胺纳米球对 DNA 分子进行检测的示意图[15]

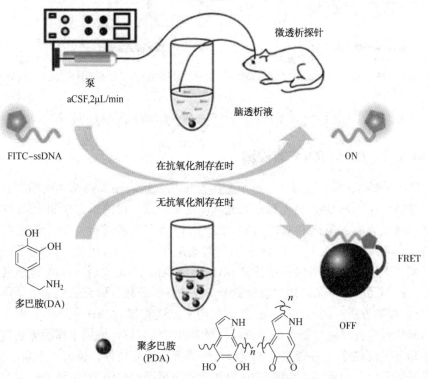

图 4-6　大脑内抗氧化剂荧光传感机理的示意图[17]

MicroRNAs（miRNAs）是一种由 18-25 个核苷酸组成的非编码 RNA，其作为内源性转录后调节因子能够调节靶 mRNA 的翻译。生物信息学分析表明 miRNA 可以靶向超过 30% 的人类基因组。此外，有研究已经证实 miRNA 在多种疾病中起着关键作用，例如癌症、糖尿病和心血管疾病等。因此，高度灵敏和选择性的

miRNA 的检测对于 miRNA 功能的发现以及疾病的临床诊断都具有非常重要的意义。为此，Wang 等[19] 通过结合聚多巴胺纳米球辅助的化学发光共振能量转移（chemiluminescence resonance energy transfer，CRET）平台和双螺旋特异性核酸酶辅助信号放大策略，开发了一种特异性 miRNA 检测的新方法。在没有 miRNA 存在时，向体系中加入发光物质和 H_2O_2，在辣根过氧化氢酶模拟 G 四联体的作用下产生化学发光。但是，聚多巴胺纳米球具有荧光猝灭性能，在与辣根过氧化氢酶模拟 G 四联体距离较近时，聚多巴胺纳米球会发生化学发光能量共振转移从而猝灭化学发光。在 miRNA 的存在下，miRNA 与 DNA 结合形成杂交体，促使双链特异性核酸酶发挥作用，从而释放辣根过氧化氢酶模拟 G 四联体。此时，G 四联体与聚多巴胺纳米球的距离变远，二者之间的化学发光能量共振转移受到抑制，溶液中的化学发光得以恢复。并且，化学发光信号的强弱与 miRNA 的含量成正比关系，从而进行 miRNA 的定量分析（图 4-7）。利用此方法，他们能够实现 miRNA 检测的线性范围是 80pM~50nM，最低检出限约为 49.6pM。

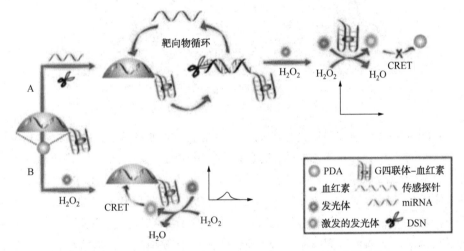

图 4-7　结合双螺旋特异性核酸酶辅助信号放大策略构建的
聚多巴胺纳米球 miRNA 检测体系的示意图[19]

Xie 等[20] 基于聚多巴胺纳米球的荧光猝灭性能及 DNA 酶 Ⅰ 辅助靶向回收信号放大策略构建了另一种便捷的 miRNA 分析方法。在没有 miRNA 存在的情况下，FAM 荧光标记的 DNA 探针处于单链状态，并且吸附于聚多巴胺纳米球的表面，因此，荧光被聚多巴胺纳米球猝灭。在加入 miRNA 之后，ssDNA 与靶向的 miRNA 结合形成复合物，致使 ssDNA 从聚多巴胺纳米球上脱附，同时荧光得以恢复。进一步，DNA 酶 Ⅰ 将 ssDNA 与靶向 miRNA 形成的复合物中的 ssDNA 消化，并且释放 miRNA 和荧光物种。被释放的 miRNA 仍然可以继续与新的结合在聚多巴胺纳米球上的 ssDNA 相互作用，辅助新一轮的酶切作用。这样的循环反应可以消耗掉全部的探针，释放全部荧光物种，从而实现荧光信号的明显增强（图4-8）。该方法能够实现对 miRNA let-7 最低检出限为 2.3pM。此外，Xu 等[21]在上述体系中引入金纳米簇构建了可以同时检测两种 miRNA 的体系。通过在445nm 和 575nm 两个可见光下分别检测恢复的金纳米簇的荧光，从而实现对两种miRNA（miRNA-21 和 let-7a）的同时检测，分别可以实现最低检出限为 4.2pM 和3.6pM，这一数值比不使用 DNA 酶的 miRNA 检测方法低 20 倍。

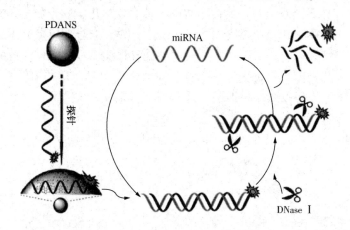

图 4-8　结合 DNA 酶 I 辅助靶向回收信号放大策略构建的
聚多巴胺纳米球 miRNA 检测体系示意图[20]

miRNA 和活性氧物种一般会同时存在于心脏的缺血再灌输（ischemia-reperfusion，IR）损伤中，在二者之间可能存在一个相互的交叉对话。为了研究二者之间的相互作用，Yang 等[22]研发了一种冠状 silica@ PDA-DNA-CeO$_2$ 纳米复合材料。他们分别制备了 silica@ polydopamine-DNA1，以及星状的 CeO$_2$-DNA2 纳米粒子，之后将二者共混合制备得到 silica@ PDA-DNA-CeO$_2$ 纳米复合材料。笔者利用此纳米复合物可以同时实现 miRNA 和 H$_2$O$_2$ 在模拟缺血再灌输损伤活细胞和活体内的检测与成像。该研究首次发现，在模拟缺血再灌输损伤的 H9C2 细胞中，miRNA-21 含量会被 H$_2$O$_2$ 通过 PI3K/AKT 信号转导通路上调（图4-9）。该方法为研究其他疾病中存在的 miRNA 和活性氧物种之间的相互作用提供了一个很好的思路。

4.1.3　蛋白质的检测

碱性磷酸酶（alkaline phosphatase，ALP）是一种普遍存在的负责切割磷酸功能基团的水解酶。该过程在细胞内信号转导及蛋白质活性调节中都起着至关重要的作用。碱性磷酸酶被认为是诊断各种疾病（如糖尿病、肝脏疾病、阿尔茨海默病、前列腺癌引发的骨转移癌）的重要血清内生化指标。因此，发展便捷、灵敏的

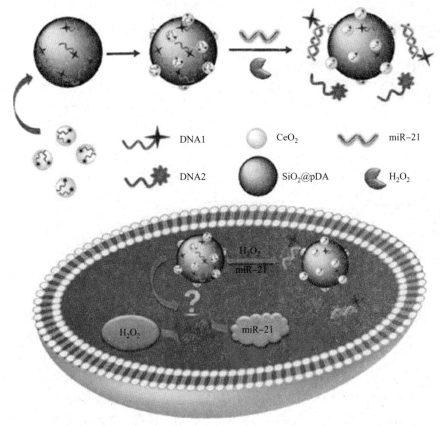

图 4-9　同时检测 miRNA 和活性氧物种的纳米复合材料构建与应用示意图[22]

ALP 检测方法将有利于疾病的诊断和生物医学研究。Xiao 等[23]首次构建了基于荧光聚多巴胺纳米粒子的生物传感体系。他们研究发现二氧化锰纳米片能够可逆性地猝灭荧光聚多巴胺纳米粒子。通过透射电子显微镜、紫外-可见分光光度计、傅里叶变换红外光谱以及荧光寿命测试，他们证明上述荧光猝灭的机理是基于二者之间的荧光共振能量转移（Foörster resonance energy transfer，FRET）。通过利用ALP 引发的抗坏血酸-2-磷酸的脱磷酸反应形成抗坏血酸，抗坏血酸将二氧化锰纳米片还原为 Mn^{2+}，因此聚多巴胺纳米粒子的荧光得以恢复（图 4-10）。基于此原理，笔者发明了一种无标记的、廉价的、可视化的、便捷的碱性磷酸酶检测方法。这种方法在 $1\sim80mU/mL$ 的范围内表现出良好的线性关系，最低检出限约为 $0.34mU/mL$。此外，笔者还通过对人体血清样品的检测证明了这种方法在临床诊断及生物医药研究中的可能应用。

Toma 等[24]利用聚多巴胺涂层修饰了银等离子体芯片，从而实现对癌症标记物神经元特异性烯醇酶（neuron specific enolase，NSE）的快速和灵敏检测。这种等

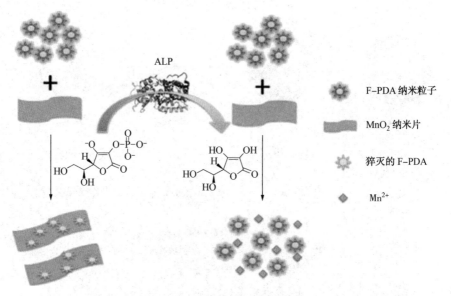

图 4-10　F-PDA-MnO$_2$探针基于 FRET 原理检测碱性磷酸酶的示意图[23]

离子体芯片包含一个银薄膜涂覆的衍射光栅，其能够通过后侧光栅耦合的方法激发表面等离子体共振。在生物传感器的表面修饰聚多巴胺涂层有利于捕捉和黏附抗体分子。基于此，笔者构建了一个使用表面等离子体增强荧光(surface plasmon enhanced fluorescence，SPF)光谱检测的夹心型荧光免疫分析方法，并将其应用于神经元特异性烯醇酶的检测(图 4-11)。该传感器对于包含浓度为临床上重要临界值(12ng/mL)的神经元特异性烯醇酶的缓冲溶液和稀释的人血清溶液检测都能够呈现近似线性的响应。在缓冲溶液中的检出限为 0.5ng/mL，在稀释的人血清溶液中的检出限为 1.4ng/mL。还需指出的是，这个传感器仅需 10μL 人血清样品以及 15min 的孵育时间即可实现对样品中所含神经元特异性烯醇酶的检测，能够满足微创和快速检测的需求。

在电化学免疫传感器中，信号放大对于降低检出限非常关键。Zhang 等[25]采用负载了 Au@Ag 纳米颗粒的聚多巴胺修饰的酚醛树脂微孔碳球构建了一个新的信号放大策略。酚醛树脂微孔碳球具有均一的尺寸以及极大的比表面积(1656.8m^2/g)。该碳球经过聚多巴胺修饰之后仍能够保持本身的高比表面积及吸附能力。聚多巴胺与含有氨基的 Au@Ag 纳米颗粒进行化学反应可增强其吸附稳定性。如此制备的 Au@Ag/PDA-PRMCS 复合物呈现超级强的电化学活性，尤其具有极强的 H$_2$O$_2$还原能力，使得其具有灵敏的电化学响应。另一方面，具有良好生物相容性及优秀导电性的 Au 纳米粒子均匀地分散在电极表面，能促进电子在电极表面的转移，还可以负载初级抗体(Ab$_1$)。在上述 Au@Ag/PDA-PRMCS 复合物上负载二抗(Ab$_2$)之后，二者可以构建免疫传感器(图 4-12)。该免

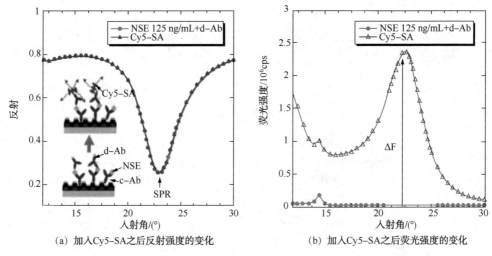

（a）加入Cy5-SA之后反射强度的变化　　　　（b）加入Cy5-SA之后荧光强度的变化

图 4-11　通过夹心型荧光免疫分析检测神经元特异性烯醇酶[24]

疫传感器对 α-胎儿球蛋白的检测具有非常宽的线性范围（20fg/mL～100ng/mL），在最佳实验条件下的最低检出限可达 6.7fg/mL。并且，进一步对真实血清样品的检测结果表明该免疫传感器为临床 α-胎儿球蛋白的测定提供了一种很好的方法。

此外，聚多巴胺膜还可以直接被修饰在电极的表面上。Almeida 等[26]对修饰在碳电极表面聚多巴胺薄膜的电化学、光学、润湿性和形貌等物理化学特征进行了详细的研究。采用循环伏安法测试聚多巴胺薄膜的稳定性以及活性醌/羟基醌基团的覆盖度。聚多巴胺薄膜的可润湿性也证实了亲水性醌/羟基醌基团的存在。使用椭圆偏振技术衡量聚多巴胺薄膜的介电性质以及膜在玻碳电极上沉积厚度与时间的关系。通过对修饰电极进行电化学及光学表征发现（3±1）nm 厚度的聚多巴胺薄膜修饰在碳电极表面后形成了一个弱传导聚合物基质，可以允许电活性探针的电荷转移过程。进一步将葡萄糖氧化酶及漆酶分别固定在石墨烯/聚多巴胺电极上研究其电化学活性。其中，修饰在电极上的漆酶对于 ABTS 的检测具有较低的检出限和较好的线性范围。

表面等离子体共振（surface plasmon resonance，SPR）技术是一种常用的分子生物学检测技术，目前已被广泛应用于配体相互作用的研究以及基于 SPR 生物传感器的分析。但是，SPR 生物传感器对于低浓度与低分子量生物分子检测的灵敏度比较差。亟需发展新的方法以弥补 SPR 检测的这个缺陷。为此，Li 等[27]研发了一个基于中空金纳米球、改进夹心型的分析方法以检测兔免疫球蛋白。中空金纳米球与金膜之间的电磁耦合，以及在中空金纳米球内部和外部表面显著的等离子体场，均可使得传感器 SPR 信号放大。在另一侧，聚多巴胺修饰的 $Ag@Fe_3O_4/rGO$ 与二抗相结合，从而构建改进的夹心型结构（图 4-13）。Ag 纳米粒子被激发从而产生 SPR 信号，并且其热电子能够掺杂进入石墨烯薄膜，使得对生物分子响应

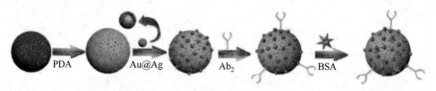

PR-MCS　　　PDA-PR-MCS　Au@Ag/PDA-PR-MCS　Au@Ag/PDA-PR-MCS-Ab$_2$　Ab$_2$标记

(a) Ab$_2$标记物的制备过程

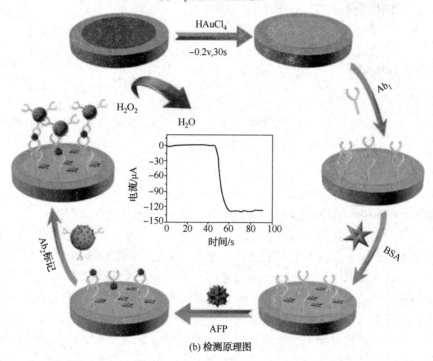

(b) 检测原理图

图4-12　利用夹心型免疫传感器检测 α-胎儿球蛋白[25]

的信号放大。Fe$_3$O$_4$的使用方便利用磁场收集 Ab$_2$-PDA-Ag@ Fe$_3$O$_4$/rGO 复合物。聚多巴胺修饰层不仅有利于二抗的有效负载，还能够保护纳米颗粒免于聚集，增加其分散性。另外，由于 Ab$_2$-PDA-Ag@ Fe$_3$O$_4$/rGO 复合物具有较高的分子量，其 SPR 信号的放大方面也起到了一定的促进作用。这个新型的 SPR 生物传感器对低浓度的兔免疫球蛋白表现出有效的响应（0.019~40.0μg/mL）。这一数值比目前传统的基于 Au-3-巯基丙酸的 SPR 生物传感器低 132 倍，还比基于二抗的夹心型分析方法的检测值低 8 倍，充分表明了该新型传感器的高灵敏度。此外，这一传感器还在检测未知血样中的兔免疫球蛋白时表现出满意的恢复性。

Wang 等[28]构建了另外一种 SPR 传感器，用于马免疫球蛋白的检测。他们采用层层组装的方法在 Au 膜表面修饰了 PDA-AgNPs-PDA-Au 薄膜。首先在 Au 表面包覆一层聚多巴胺涂层，之后利用聚多巴胺原位还原 Ag 离子负载 Ag 纳米粒

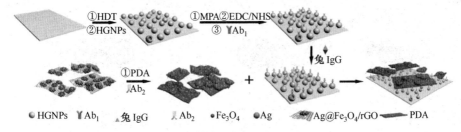

图 4-13　用于检测兔免疫球蛋白的 SPR 传感器制备过程的示意图[27]

子。之后再次在该膜层表面负载聚多巴胺涂层，不仅有利于保护 AgNPs 防止其被氧化，还能够通过席夫碱反应直接在表面的聚多巴胺涂层上修饰抗体分子。性能测试结果表明 PDA-AgNPs-PDA-Au 复合膜稳定性好，对于马免疫球蛋白的检测灵敏、可重复使用。其最低检出限为 $0.625\mu g/mL$，相较于目前单纯聚多巴胺修饰的金膜的检出限低 2 倍，比传统的基于 MPA 的生物传感器低 4 倍。当分析真实的血清样品时，这种传感器对马免疫球蛋白表现出显著的特异选择性，表明其在工业生产中具有较大的应用可能性。

蛋白质磷酸化是自然界中普遍存在的转录后修饰步骤。这一过程与真核细胞的生物行为密切相关，例如细胞分裂、生长、分化以及迁移，甚至是细胞之间的交流。在磷酸化蛋白质组学研究中测定蛋白质的磷酸化情况时，非磷酸化肽的存在会影响磷酸化肽的质谱信号强度。因此，高效地分离蛋白质混合物中的磷酸化蛋白质和磷酸化肽对于基于质谱检测的磷酸化蛋白质组学研究非常重要[29]。于此，Yan 等[30]制备了 $Fe_3O_4@PDA$ 微球，并通过 Ti^{4+} 与聚多巴胺的邻苯二酚基团之间的配位作用在微球表面固定了 Ti^{4+} 离子，从而制备 $Fe_3O_4@PDA-Ti^{4+}$ 复合微球。由于 Ti^{4+} 能够选择性地识别磷酸化肽，但是对非磷酸化肽没有任何响应，因此 $Fe_3O_4@PDA-Ti^{4+}$ 复合微球可以对磷酸化肽进行选择性富集。研究表明，利用这种 $Fe_3O_4@PDA-Ti^{4+}$ 复合微球能够实现对磷酸化肽在超低浓度下的灵敏检测（图 4-14）。

4.1.4　尿中代谢物的检测

尿中代谢物常作为生物标记物用于各种疾病的检测。基质金属蛋白酶(matrix metalloproteinases，MMPs)是一类锌依赖肽链内切酶，对于细胞外基质的降解和加工发挥着重要的作用。其中，MMP-2 能够降解Ⅵ型胶原，与肿瘤的生长、侵袭、转移存在紧密的联系，对于形态发生、组织再生和重构等生理学和病理学过程都有重要的作用。研究表明，在多种癌症患者的尿中能够检测到 MMP-2，例如血管瘤、脑瘤、膀胱癌、胰腺癌及卵巢癌等。因此，发展具有高度灵敏性和选择性的 MMP-2 检测方法对癌症等疾病的监测十分重要。为此，Yang 等[31]利用

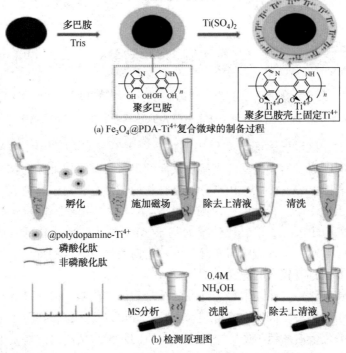

(a) Fe₃O₄@PDA-Ti⁴⁺复合微球的制备过程

@polydopamine-Ti⁴⁺

磷酸化肽

非磷酸化肽

(b) 检测原理图

图 4-14　采用 Fe₃O₄@PDA-Ti⁴⁺复合微球检测磷酸化肽[30]

金纳米颗粒和石墨烯材料制备了一种电化学免疫传感器。一方面，将金纳米颗粒和一抗分别固定在氮掺杂的石墨烯材料上，并与电极相连接；另一方面，利用聚多巴胺与辣根过氧化氢酶标记的二抗之间的迈克尔加成反应将二抗固定在石墨烯纳米片上。在 MMP-2 存在时，辣根过氧化氢酶标记的二抗通过 MMP-2 与一抗连接，从而形成夹心型免疫传感器，放大输出信号。这种免疫传感器能够实现对 MMP-2 的超灵敏检测、稳定性好、重复性高，可应用于实际样品的检测。

Zhang 等[32]研发了一个基于光学传感系统的整合了 β-内酰胺酶的 MMP-2 检测方法。他们利用聚多巴胺涂层将自动抑制发光的 β-内酰胺酶固定在聚合物传感器通道上。在 MMP-2 的存在下，被固定的 β-内酰胺酶被转化为活性分子，其外观颜色从淡黄色(λ_{max} = 340nm)变为明显的铬黄色(λ_{max} = 405nm)(图 4-15)。此后，利用激光二极管、太阳能电池和万用表组装的电子元件构建光学传感系统。通过干涉激光强度读数，该传感器可实现在缓冲溶液以及实际尿样中 MMP-2 的检测分析。这一光学传感体系有望应用于癌症诊断中酶活性的定量分析。

薄膜微萃取(thin-film microextraction，TFME)技术是一种新型的基于固体的微萃取技术。其优势在于平衡时间短、萃取速率快、效率高、灵敏度高。由于上述突出优势，近些年该方法广泛应用于食品、药物、环境等领域中物质的痕量分

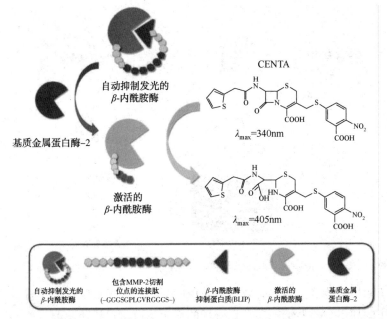

图 4-15　基于自动抑制发光的 β-内酰胺酶检测 MMP-2 的原理示意图[32]

析。Xu 研究小组[33]发展了一种薄膜微萃取技术用于人尿样中醛类物质的分析。他们采用聚多巴胺修饰固定在滤纸上的聚苯乙烯/石墨烯电纺纳米纤维膜。由于聚多巴胺的亲水性以及多孔的纤维结构，这种复合膜材料呈现大的比表面积、高萃取效率、快速的萃取平衡、特定的选择性以及优良的生物相容性。在此基础上，他们将薄膜微萃取技术与高效液相色谱相偶联，应用于人尿样中六种醛类物质的分析(图 4-16)。通过最优化实验条件，醛的回收率可达 83%～115%，相对标准偏差值小于 14.5%。利用该方法可实现灵敏检测，最低检出限为 2.3～6.5nmol/L。此外，笔者在上述聚多巴胺修饰的聚苯乙烯薄膜表面，进一步原位负载了银纳米颗粒，从而制得新的复合膜材料[34]。利用该薄膜进行薄膜微萃取技术与液相色谱-质谱进行偶联，实现了对人尿样中三种单羟基多环芳烃化合物的有效萃取。在最佳条件下，检测的线性范围是 0.02～5ng/mL，最低检出限为 0.007～0.032ng/mL，回收率为 71%～116%。

核苷是 RNA 的代谢产物，属于二醇化合物。在炎症反应或是其他恶性条件下，RNA 反转的速率明显加快，导致体液中的核苷含量明显上升，包括尿液和血液。这种代谢反常现象与疾病导致的甲基转移酶含量上升以及 RNA 反转活性直接相关。报道表明，核苷也是一类癌症的生物标记物，核苷的含量与肺癌、结肠癌、甲状腺癌、膀胱癌、宫颈癌及乳腺癌的发生、发展联系紧密。为此，Mohyuddin 等[35]开发了一种新型的多巴胺辅助硼酸功能化磁性纳米颗粒(Fe_3O_4@PDA-FPBA)，用于核糖代谢物的选择性快速检测。这种方法利用了硼酸对于核

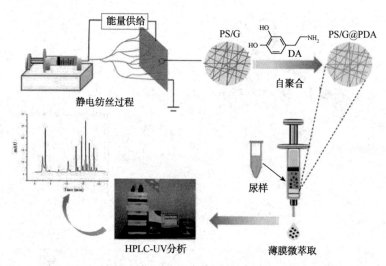

图 4-16　基于薄膜微萃取技术与高效液相色谱偶联检测醛类物质的示意图[33]

苷具有亲和性的特点，能够有效克服常用的树状大分子辅助低分子量二醇化合物检测方法的缺点。磁性纳米颗粒在磁场的作用下可实现快速萃取。聚多巴胺由于富含邻苯二酚基团，能够与硼酸形成可逆的共价键，为在磁性纳米颗粒上修饰硼酸提供良好平台。这种 $Fe_3O_4@PDA-FPBA$ 纳米复合物对核苷表现出高度的选择性和吸附能力，对于腺苷、胞苷、鸟苷和尿苷的吸附量分别为 197.3mg/g、183.9mg/g、163.1mg/g 和 186.5mg/g。利用这种纳米复合物材料，笔者还能够从肺癌患者的尿液中回收 47 种核苷代谢物。磁性分离手段以及与其他材料相比较更优的萃取效率均证明了这种 $Fe_3O_4@PDA-FPBA$ 纳米复合物具有很大的实际应用前景。

4.1.5　分子印迹技术

分子印迹聚合物(molecularly imprinted polymers，MIPs)可以为模板分子提供高度特异性的互补结合位点和形状，因此被称作是"人工抗体"。分子印迹技术具有制备简便、快速识别、高稳定性、低消耗以及优异的选择性等优势，因此广泛应用于分子检测、药物输送、高效液相色谱分析、固相萃取、毛细管电泳以及传感器中。最近，研究者们研发了表面印记(surface imprinting)技术，即在纳米材料的表面制备分子印迹聚合物涂层。纳米结构印记材料具有小尺寸以及高比表面积的优点，表面印记能够规避传统分子印迹技术中由于印记位点易于埋藏在聚合物的本体相内部从而引起的模板去除不完全、亲和性差、分子扩散慢以及识别位点难以靠近等缺陷。

日落黄是一种典型的染料分子，当作为饮料、果汁、果冻以及烘焙食品的添加剂使用时，其不仅能够提供黄色，还能够改善食物的口感。但是，日落黄分子结构中包含了偶氮基团以及芳香环结构，因而存在一些健康问题，例如转变神经行为参数、降低胸腺重量、改变单细胞数等。因此，对于日落黄进行检测分析，并将其保持在人体无害的范围内是十分必要的。Yin 等[36]以日落黄为模板分子在多壁碳纳米管上构建了聚多巴胺分子印迹涂层。除去模板分子后，笔者研究了该纳米复合物对日落黄分子的电化学行为(图 4-17)。在最优化实验条件下，修饰了印记纳米复合物的玻碳电极表现出比文献报道的日落黄传感器更高的选择性和灵敏性。这样构建的传感器对日落黄检测的线性范围为 2.2nM~4.64μM，最低检出限为 1.4nM(S/N=3)。该传感器不仅对日落黄的检测相对于其结构类似物具有优异的选择性，而且还具有很好的稳定性及重复性。笔者将该传感器的优异性能归因于 MWCNTs 高度匹配的印记空穴，以及外部的非印记聚多巴胺分子产生的电子屏障作用。

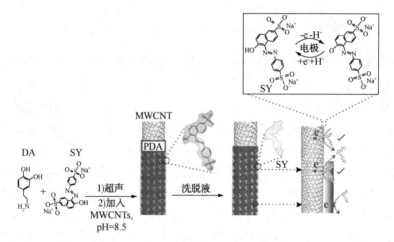

图 4-17　MWCNT@ MIP-PDA 的制备过程及检测日落黄的示意图[36]

在另一个类似的研究中，Tang 等[37]同样采用聚多巴胺涂层对多壁碳纳米管进行包覆，从而制备了能够分离测定前列腺癌细胞内微量睾酮的复合材料。复合材料具有均匀的 15nm 厚的印记外壳，纳米尺寸使该材料能够快速达到吸附平衡。研究表明，这种复合材料具有高的吸附容量以及对目标分子的高度选择性。并且其制备过程简单、环保，不同批次的印迹纳米材料表现出相似的性能与较好的可重用性。利用这种印迹纳米材料作为固相萃取剂，将其与高效液相色谱耦合，可实现前列腺癌细胞内睾酮的选择性富集与检测。最终，未知前列腺癌细胞内睾酮的回收率为 98.7%~103.2%，相对标准偏差小于 5.1%。

聚多巴胺涂层还被用来修饰在金材料表面制备分子印迹复合物。例如，Turco 等[38]通过电聚合的方法在金电极表面修饰了分子印迹聚多巴胺层，之后采用稀醋酸除去模板药物分子新诺明（图4-18）。采用电化学的方法，通过上述分子印迹材料对新诺明分子的特异性识别作用实现检测分析。在最优化条件下，如此制备的印记材料能够实现的检测范围为0.8～170μM，并且在其他结构类似分子（如磺胺地索辛）存在下表现出较好的选择性。此外，这种聚多巴胺印记材料还具有防污能力，从而避免在测试使用过程中对电极的繁冗清洗步骤。作者将其分别应用于两种未知牛奶样品的检测（浓度分别为3.4μM和9.8μM），均表现出满意的回收结果[（103±6）％和（99±8）％]。

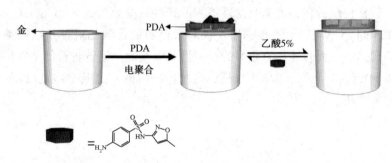

图4-18　用于新诺明检测的PDA-MIP电化学传感器制备过程的示意图[38]

心血管疾病是人类最致命的疾病之一。当前的分析方法对于急性心肌梗死的检测具有足够的准确性，但是这些方法基本是基于昂贵的、脆弱的抗体。肌钙蛋白T是一种常见的急性心肌梗死的生物标记物。Palladino等[39]在SPR芯片金表面修饰了带有肌钙蛋白T的厚度为20nm的聚多巴胺涂层。之后，通过清洗步骤除去肌钙蛋白T从而得到具有生物识别功能的分子印迹材料。其中，聚多巴胺层中富含的醌类、羟基基团等，有利于多巴胺的碱性侧链进行静电和亲核作用，为聚多巴胺材料的分子印迹选择性识别提供了基础。这样制备的生物传感器能够在纳摩的范围内对肌钙蛋白T给出线性的SPR响应信号，并且表现出优异的选择性（图4-19）。然而，血液中的肌钙蛋白T的数值一般处于皮摩的范围内，还需进一步发展该方法，从而克服由于肌钙蛋白T非特异性吸附而引起的数值偏差。后续实验可以采取一定的信号放大策略以及独立的传导技术，从而实现心脏疾病中未知样品的实时监测。

此外，Jalili等[40]将包含3-硝基酪氨酸的聚多巴胺涂层修饰到发射绿光的碳点表面，从而制备了新型的荧光传感器。除去模板分子3-硝基酪氨酸之后，在聚多巴胺涂层内很好地留存下印记结合位点，从而对3-硝基酪氨酸分子进行选择性识别和检测。在印记材料与3-硝基酪氨酸分子相结合后，原有的绿色荧光被有效猝灭，此为定量检测的基础。该传感器对3-硝基酪氨酸的检测线性范围为0.05～1.85μM，同时最低检出限为17nM。而且，与3-硝基酪氨酸的结构类似物相比较，传感器对3-硝基酪氨酸表现出明显高的亲和性。

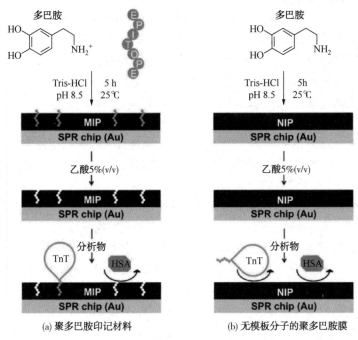

图 4-19 应用于肌钙蛋白 T 检测的 SPR 传感器的制备过程示意图[39]

4.1.6 生物成像

荧光成像是一种重要的疾病诊断技术。与其他的成像技术相比较，例如放射成像、核磁共振成像、拉曼成像和超声成像，荧光成像具有灵敏性高、荧光特性可调、便于检测等突出优势。荧光成像材料主要包括无机纳米粒子和有机纳米粒子两大类。其中，荧光无机纳米粒子主要包括半导体量子点、金属纳米簇、稀有金属掺杂纳米粒子、碳量子点以及硅量子点等[41]；荧光有机纳米粒子主要包括传统的有机染料、共轭聚合物以及聚集诱导发光材料等[42]。与半导体量子点相比较，石墨烯量子点(graphene quantum dots，GODs)拥有更低的毒性、更好的生物相容性，因此可应用于生物医学成像。Nurunnabi 等[43]首先采用表皮剥落与氧化的方法制备了光致发光型的石墨烯量子点，之后在其表面包覆聚多巴胺以增强其稳定性、降低生物毒性。未包覆聚多巴胺的石墨烯量子点在 PBS 缓冲溶液中的荧光强度随着时间延长快速地降低，经过 14 天的孵育其荧光强度降低 45%。而被聚多巴胺包覆的石墨烯量子点，其荧光强度在孵育 14 天之后仍能够很好地保持。包覆了聚多巴胺壳层的石墨烯量子点表现出优异的荧光强度稳定性。笔者分别研究了聚多巴胺包覆的石墨烯量子点在体外和裸鼠体内的生物相容性及荧光成像效果。结果表明，聚多巴胺包覆的石墨烯量子点可作为长期的光学成像造影剂以及生物相容的药物载体应用。

与无机纳米粒子相比较，有机纳米材料由于分子结构和发光性能的可调性、可降解性和低毒性而引起了研究者们的广泛关注，尤其是在生物成像领域。因此，开发新型的荧光有机纳米粒子一直是前沿的研究热点。Zhang 等[44]首次制备了聚多巴胺荧光纳米粒子，并将其成功应用于生物成像。他们首先将多巴胺置于pH = 10.5 的缓冲液中反应 15min，之后加入 H_2O_2 继续反应 5h，采用透析的方法得到聚多巴胺纳米颗粒。这种聚多巴胺纳米颗粒具有很好的生物相容性以及可调的荧光发射性质，并且制备过程操作简便，具有很大的推广应用前景。利用类似的策略，Caruso 等[45]采用模板法制备了尺寸和荧光性质可调的聚多巴胺荧光微胶囊。

表面增强拉曼散射(surface-enhanced Raman scattering，SERS)成像由于能够提供单分子水平的分子指纹谱，是一种可靠的生物医学成像方法。与广泛使用的荧光成像技术相比较，SERS 成像有效地规避了生物样品中的光漂白和自发荧光现象。Sun 等[46]提出了一种使用聚多巴胺作为保护层和共轭层制备SERS 探针的方法。在弱碱性的环境中，多巴胺在金纳米粒子的表面发生氧化自聚合反应生成聚多巴胺，同时将 SERS 活性分子封装在聚多巴胺壳层内部。而且，聚多巴胺壳层还能够与含有氨基或是巯基的抗体分子发生化学反应，从而在金纳米颗粒上进一步修饰抗体分子。通过封装 3 种不同的 SERS 活性分子，笔者分别制备了 3 种 SERS 探针并应用于前列腺癌细胞成像。结果表明，前列腺癌细胞表达的 3 种不同肿瘤相关抗原能够分别被 3 种 SERS 探针通过 SERS信号识别并分辨出来(图4-20)。这种聚多巴胺封装 SERS 探针的技术有效地支持了表达不同肿瘤相关抗原细胞的多重成像检测分析。此外，采用类似的策略，Zhang 等[47]利用聚多巴胺在金纳米粒子表面封装了能够在拉曼静默区域$2220cm^{-1}$ 呈现信号的探针分子，并利用纳米粒子聚集引起的热点效应，获得了肝癌细胞中增强的 SERS 信号。

核磁共振成像技术(magnetic resonance imaging，MRI)是一种非侵入式成像技术，具有优异的时空分辨率。MRI 的一个主要应用是采用电离射频观察人体的三维解剖、放大软组织的对比度。在 MRI 扫描过程中，需要采用造影剂以增强人体固有的低信号强度，促进水中质子的弛豫。在癌症的早期诊断中，造影剂的作用非常重要。Addisu 等[48]制备了新型的钙/锰离子配位的聚多巴胺海藻酸钠纳米凝胶 MRI 造影剂。首先采用化学修饰方法在海藻酸钠表面修饰多巴胺分子，之后在 Tris 与丙酮的混合溶液中进行多巴胺的氧化自聚合反应，最后在体系中分别加入锰离子、钙离子，从而得到纳米凝胶(图4-21)。其中，钙离子可与海藻酸钠的羧基形成静电相互作用，从而增强合成凝胶的稳定性。类似地，锰离子也起到了稳定胶体颗粒的作用。笔者利用超导量子干涉仪器测试了纳米凝胶的顺磁性

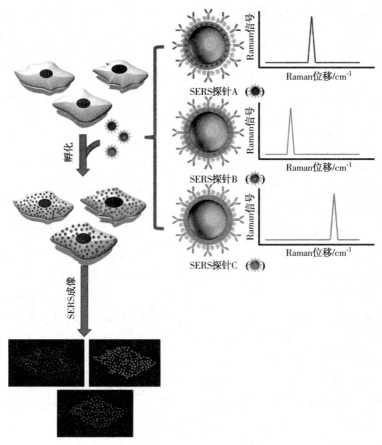

图 4-20　同时检测前列腺癌细胞表达的 3 种不同抗原的 SERS 成像示意图[46]

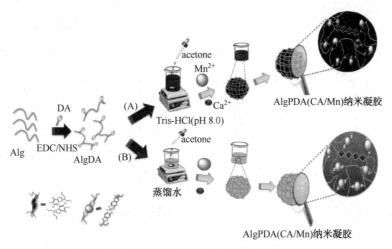

图 4-21　钙/锰离子配位的聚多巴胺海藻酸钠纳米
凝胶 MRI 造影剂及其对照实验制备过程的示意图[48]

质。在 7.0T 磁场的作用下，纳米凝胶呈现出强的正对比增强，弛豫值为 $12.54\text{mM}^{-1} \cdot \text{s}^{-1}$，此外，对照实验中未进行多巴胺氧化自聚合反应的纳米凝胶的弛豫值为 $10.13\text{mM}^{-1} \cdot \text{s}^{-1}$。当与鼠巨噬细胞以及 HeLa 细胞共培养时，2.5mM 的纳米凝胶未表现出明显的细胞毒性。活体实验表明，纳米凝胶的生物相容性良好，在 MRI 测试中呈现出高的信噪比，并且信号稳定性好。笔者采用该纳米凝胶成功对肝组织以及肿瘤组织进行了 MRI 成像。

多模态成像能够提供疾病相关的综合信息，具有较好的时空分辨率、高灵敏度、高通量以及实时监测的特点，在生物成像领域显示出独特的优势。MRI 的优势在于其无创特性，以及无深度限制、可检测任意的组织和器官。同时，MRI 的缺点是灵敏度差、空间分辨率低。表面增强拉曼散射成像能够弥补 MRI 技术在细胞水平成像时灵敏度和分辨率上的不足。因此，将核磁共振成像与拉曼成像结合为多模态成像，有望整合二者的优点，具有较大的发展前景。然而，如何将两种成像技术结合到同一纳米探针上是一个亟需解决的科研难题[49]。Ju 等[50]研究发现 Fe^{3+} 络合的聚多巴胺纳米颗粒在核磁共振成像 T_1 加权像中有较高的弛豫率，是一种潜在的 MRI 造影剂。此外，有研究报道天然黑色素的拉曼光谱具有石墨烯材料类似的 D 和 G 吸收带，可应用于人体黑色素的无创分析[51]。而聚多巴胺材料具有相似天然黑色素的化学结构，可能具有类似的拉曼吸收带。基于上述聚多巴胺材料在核磁共振成像和拉曼成像方面的优势，Ju 等[52]制备了一种新型 MRI 和拉曼成像的纳米探针。他们采用多巴胺在 NaOH 溶液中的氧化自聚合反应，在聚丙烯酸稳定的中空金纳米粒子表面包覆了一层聚多巴胺；之后，对复合颗粒进行了 Fe^{3+} 络合及 PEG 修饰，从而得到多功能纳米探针（图 4-22）。研究表明该纳米探针不仅能够对 MDA-MB231 细胞实现 T_1 加权像核磁共振成像，还具有类似于石墨烯材料的 1596cm^{-1} 和 1415cm^{-1} 拉曼散射带，从而可实现对 MDA-MB231 细胞的拉曼成像。

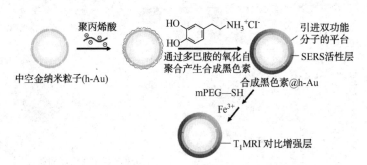

图 4-22　用于 MRI 和拉曼成像的纳米探针的制备过程示意图[52]

4.2 在癌症治疗中的应用

癌症是当前人类最致命的疾病之一。根据世界卫生组织的统计，2007 年全世界有 790 万人死于癌症，占所有死亡人数的 13%，据估计到 2030 年将上升至 1200 万人。每年在癌症病人治疗和护理方面的花费超过 2000 亿美元，给社会和家庭带来了沉重的负担。尽管癌症的识别和检测能够监测疾病的发生发展、有效指引治疗，但是开发高效的、安全的癌症治疗方法仍然是关键问题。目前，临床上癌症的治疗手段主要包括手术治疗、化疗和放疗。但是这些传统治疗手段也存在一些局限性，例如对正常组织和细胞有较大的毒性和边际效应、对免疫系统伤害大以及诱发第二癌症的可能性等。为了克服上述问题，一方面，科学家们一直致力于各种癌症治疗方法的研究，如热疗、冷冻治疗、基因治疗和免疫治疗等。另一方面，纳米科技的快速发展为癌症的高效治疗提供了新的发展契机。纳米科技从癌症的早期预防、初期侦测、准确定位和直接投药等方面，形成了一系列具有针对性的治疗方案[1]。抗癌纳米材料的合理化和精细化设计是影响其功能的关键所在，目前主要关注的问题是纳米粒子的尺寸控制、形貌调节以及表面修饰。多巴胺基微纳米材料具有较好的生物相容性和生物降解性、卓越的黏附性质、高化学反应活性以及较强的光热转换性质，使得其广泛应用于癌症治疗中纳米药物的设计与构建。

4.2.1 在化疗中的应用

化疗药物给药是临床上最常用的癌症治疗方法。其对于各种血液恶性肿瘤等有很好的治疗效果，但全身的毒副作用以及耐药性的出现严重限制了化疗的应用。表 4-1 给出了常见化疗药物的毒副作用。化疗的疗效经常会受到给药方式和手段的限制。因此，研究者们一直致力于新型给药系统的研发。例如，提高药物负载效率是设计药物输送体系需要考虑的关键问题，药物载体的肿瘤靶向性修饰能够显著地提高药物输送效率、降低药物的边际效应，刺激响应型可控药物释放体系的构建有利于提高药物的生物利用度。这部分内容将分别介绍多巴胺基微纳米材料在化疗药物负载、靶向输送及可控释放方面的研究进展。

表 4-1　几种常见化疗药物的毒副作用[53]

药　物	可能出现的毒副作用
喜树碱(camptothecin)	水溶性差，中性粒细胞减少，血小板减少，贫血，以及一系列的非血液的毒副作用，例如脱发、恶心、呕吐、腹泻、疲劳和皮疹(长期服用后)[54-56]

药　　物	可能出现的毒副作用
阿霉素（doxorubicin）	急性毒性影响快速分裂的细胞，如骨髓（骨髓抑制）和肠道上皮细胞；慢性毒性影响稳定的组织，如心脏和肝脏组织[57]
依托泊苷（etoposide）	传统的肠胃外疗法造成病人的不便和痛苦，需要通过持续静脉输注（24～34h）[58]
顺铂（cisplatin）	最大耐受剂量受肾毒性的限制，较高的剂量不可避免地导致全身毒性包括胃肠问题、耳毒性、肾毒性和视觉异常[59,60]
5-氟尿嘧啶（5-fluorouracil）	由于代谢迅速致使生物半衰期短，对骨髓（骨髓抑制）、肝脏、心脏组织和胃肠道（腹泻、黏膜炎）有毒副作用，对健康细胞的非选择性作用[61,62]
紫杉醇（paclitaxel）	严重超敏反应，肾毒性和神经毒性[63]

（1）化疗药物负载

多巴胺基微纳米材料由于其形貌的多样性、制备过程简单以及材料表面易于修饰功能性分子等特点，而被广泛应用于药物输送和可控释放领域。尤其是，多巴胺基微纳米材料已经被大量应用于癌症化疗药物的输送，包括阿霉素、紫杉醇、喜树碱、5-氟尿嘧啶等。

阿霉素是一种抗肿瘤药物，可抑制 RNA 和 DNA 的合成。阿霉素对多种肿瘤均有作用，而且属周期非特异性药物，对各种生长周期的肿瘤细胞都有杀灭作用。贻贝仿生聚多巴胺在药物输送领域表现出较大的优势。但是，使用传统的多巴胺单体在碱性溶液中氧化自聚合的方法很难合成纳米尺寸的高比表面积的聚多巴胺纳米颗粒。受到生物硅化作用的启发，利用聚多巴胺与硅酸之间的相互作用，通过二氧化硅辅助的一步制备方法可以制备出尺寸为 70nm 的杂化多孔颗粒[64]。在经典的制备介孔二氧化硅纳米粒子的反应中，加入相对于二氧化硅源为 1.25%～5%（mol）的多巴胺。经过共同反应，聚多巴胺组分就可以成功地掺杂进入二氧化硅框架结构中。聚多巴胺的邻苯二酚基团与硅酸之间的相互作用引起了氧化硅缩聚反应的延迟，最终形成了纳米粒子（图 4-23）。此外，若是使用其他的多酚类物质，例如表没食子儿或是单宁代替多巴胺，则会导致聚合物与二氧化硅的完全相分离，这表明了聚多巴胺的氨基对杂化粒子的稳定起到了重要作用。这种杂化粒子表现出超高的阿霉素负载率（1000mg/g）。而且，可以实现阿霉素的缓慢释放，在低剂量下即可有效杀死癌细胞。

Xue 等[65]以聚多巴胺纳米管为载体实现了阿霉素的高效率负载。首先，以姜黄素（curcumin）晶体为模板制备了聚多巴胺纳米管。姜黄素不溶于水，通过交换溶剂可引发姜黄素形成晶体沉淀。然后，将 3mL Tris-HCl 缓冲溶液（1.5M,

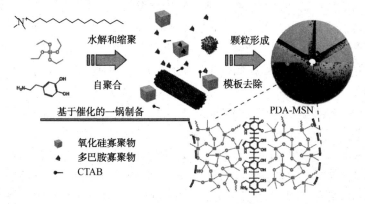

图4-23 聚多巴胺与介孔二氧化硅复合纳米载体制备过程的示意图[64]

pH=8.8)直接添加到姜黄素晶体体系使其最终浓度为9mM。在搅拌下反应24h,溶液的颜色逐渐变为黑色。从溶液中分离沉淀物,并经过水洗、离心步骤,得到产物 PDA@ curcumin。最后,将核壳型的 PDA@ curcumin 分散于乙醇中,姜黄素溶解后可得到聚多巴胺纳米管(图4-24)。这样制备的纳米管的长度为几十微米;BET 测试表明其比表面积较高(51.9m²/g),这是由于纳米管上包含了混合的介孔(~20nm)与微孔结构(~2nm)。作者以此纳米管为载体负载模型药物阿霉素。研究表明,阿霉素的负载率可达24.2%。在中性条件下(pH=7.4)经过30h只有2%的药物释放,而在酸性条件下(pH=4)30h的累积释放量可达20%,表现出明显的 pH 响应性的释放性能。

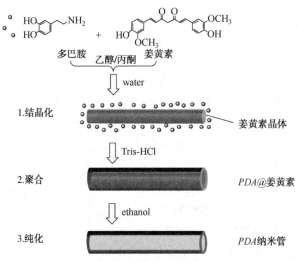

图4-24 阿霉素载体聚多巴胺纳米管的制备过程示意图[65]

喜树碱是一种植物抗癌药物,从喜树中提取获得。喜树碱对胃肠道和头颈部癌等许多癌症均有较好的疗效。Ho 等[66]采用 NaOH 引发的多巴胺氧化自聚合反应制备了喜树碱的聚多巴胺颗粒载体。结果表明,聚多巴胺纳米颗粒的尺寸与前驱体溶液的 pH 密切相关。控制反应时间为 6h,当前驱体溶液的 pH 为 7.5、8、8.5 和 9 时,分别可以制备得到尺寸约为 400nm、250nm、150nm 和 75nm 的均匀的聚多巴胺颗粒,相应的产率分别是 3%、7%、20% 和 34%。分别取 1mg 上述几种尺寸的聚多巴胺纳米颗粒负载喜树碱,其对应的药物负载量分别是 10.85μg、11.81μg、10.17μg 和 6.19μg。经过一天的药物释放研究,19%、20%、25% 和 36% 的喜树碱可以从上述药物负载体系中释放出来。此外,该聚多巴胺纳米颗粒具有优良的血液相容性,未引起明显的溶血反应;对 A549 和 HeLa 细胞也没有明显的毒性。负载了喜树碱的载药体系相较于未负载的喜树碱,能够明显地降低 A549 和 HeLa 细胞的活性,表现出一定的优越性。

在临床应用中,喜树碱经常受水溶性差、不稳定和毒副作用的限制[67,68]。根据 Noyes-Whitney 方程,纳米晶体能够改善溶解效率,因此解决喜树碱临床问题的一种方法是制备纳米晶体[69]。并且,纳米尺寸药物可以有效利用实体瘤的高通透和滞留效应(enhanced permeability and retention effect,EPR),增强在实体瘤内的吸收[70]。有研究表明喜树碱纳米晶与自由溶剂化的喜树碱相比较,有相似的甚至是更优的抗癌效果。但是,由于缺乏靶向选择性,喜树碱纳米晶的细胞吸收效率较低,致使其对于特定类型的肿瘤疗效有限。为此,Zhan 等[71]利用聚多巴胺直接包覆喜树碱纳米晶,之后在其表面修饰肿瘤靶向肽 XQ1。笔者创新性地采用等离子体活化的水在酸性的环境下实现了多巴胺在喜树碱晶体表面的聚合包覆,形成聚多巴胺涂层。之后,利用聚多巴胺中包含的邻苯二酚基团将肿瘤靶向肽接枝反应到其表面上。聚多巴胺包覆层对药物晶体的影响微乎其微,但是却赋予纳米晶药物以优良的分散性质、改善的溶解速率,还能够有效防止药物水解从而提高药物的稳定性。肿瘤靶向肽 XQ1 的修饰有利于药物纳米晶通过受体介导的细胞内吞作用进行快速的跨膜移位,实现高效的细胞内药物输送。更重要的是,这种新型药物剂型与自由的喜树碱分子以及未包覆的喜树碱纳米晶相比较,呈现出更有效的癌症治疗效果、更高的癌症选择性以及 pH 响应性的药物释放性能(图 4-25)。

紫杉醇对恶性黑色素瘤有突出的治疗效果。但是紫杉醇水溶性差、毒性高、生物利用度低,严重地限制了疗效以及进一步的临床应用。Xiong 等[72]开发了一种 MPEG-b-PCL 纳米粒子负载的紫杉醇药物剂型,应用于恶性黑色素瘤的治疗。首先,采用改良的纳米沉淀的方法制备负载紫杉醇的纳米粒子,之后在其表面进一步包覆聚多巴胺。负载紫杉醇的 NPs@PDA 粒子尺寸在 140nm 左右,具有光滑的表面(图 4-26)。聚多巴胺修饰的 NPs@PDA 粒子与未修饰的 NPs 粒子相比较,表

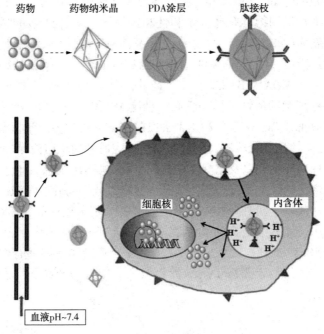

图 4-25　采用靶向肽修饰喜树碱输送体系[71]

现出相似的药物负载量、药物封装效率以及药物释放行为。但是，载药 NPs@ PDA 粒子具有较高的细胞吸收效率，表现出更高的细胞毒性。载药 NPs@ PDA 粒子在体外以及活体内的抗肿瘤效果都明显优于未修饰的 NPs 粒子以及紫杉醇的市售药物剂型 Taxol®。

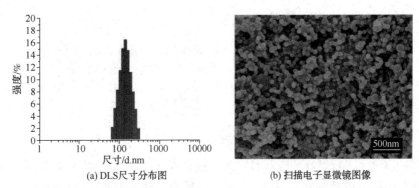

(a) DLS尺寸分布图　　　　　(b) 扫描电子显微镜图像

图 4-26　负载紫杉醇的 MPEG-b-PCL NPs@ PDA 粒子[72]

（2）靶向输送

核酸适配体（aptamer）是一段单链 DNA 或是 RNA 链段。通常是采用体外筛选技术——指数富集的配体系统进化技术（systematic evolution of ligands by exponential enrichment，SELEX），从核酸分子文库中得到的寡核苷酸片段。核酸适配体对其生物识别物具有高度亲和性和选择性。AS1411核酸适配体能够高度亲和在许多癌症（如宫颈癌、乳腺癌、肝癌、神经胶质瘤等）细胞膜上过表达的蛋白——核仁蛋白[73,74]。AS1411已被作为有效的靶向配体成功跟踪了乳腺癌细胞，如MCF-7、MDA-MB-231[75-77]。此外，根据Keefe等[78]报道，AS1411还可以抑制各种癌细胞的活性，例如乳腺癌细胞MCF-7、前列腺癌细胞DU145以及宫颈癌细胞Hela。Tao等[79,80]利用聚多巴胺修饰了负载多西紫杉醇的聚合物纳米粒子-核酸适配体生物交联物，并应用于活体内的肿瘤靶向治疗（图4-27）。利用聚多巴胺进行功能化，以及核酸适配体的生物交联彻底改变了聚合物纳米粒子的性能。他们构建的纳米复合物药物体系能够极大地提高肿瘤组织的药物浓度，提高肿瘤的治疗效果，同时降低边际效应。笔者分别采用体外实验（如荧光纳米粒子的内吞作用、体外细胞靶向和细胞毒性分析）和动物体内实验（如活体成像、生物分布、NPs的抗肿瘤效果）证明了这种复合药物体系能够有效地实现肿瘤靶向，并且比市售的临床药物 Taxotere® 以及未修饰的纳米粒子均表现出更好的抗肿瘤疗效。

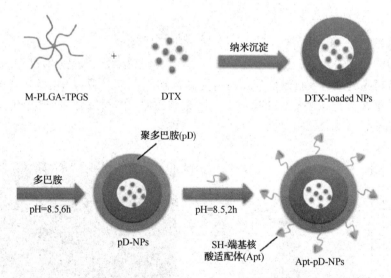

图4-27　负载多西紫杉醇的 Apt-pD-NPs 粒子的制备过程示意图[80]

叶酸（folic acid）对叶酸受体具有高度亲和性。在许多癌症（如卵巢癌、脑癌、乳腺癌、结肠癌以及肺癌等）中叶酸受体是过表达的，因此，叶酸常被作为靶向分子用于靶向纳米药物的设计。Cheng等[81]通过生物激发、模板辅助的方法构建了一种多功能的聚多巴胺基纳米胶囊，并成功将其应用于细胞成像与靶向药物输送。这种药物体系表现出多重优势，例如良好的生物相容性、易于进行生物交联修饰等。通过叶酸的修饰，纳米胶囊在叶酸受体介导作用下大幅提高了细胞吸收效率。此外，该载药体系还表现出 pH 引发的药物缓释性能，从而有效地防止了药物在非靶向位点的释放，提高了药物的生物利用度（图 4-28）。利用多巴胺单体在纳米材料表面制备聚多巴胺涂层的过程中，还可以同时加入药物分子，从而通过一步法实现药物的负载。Lin 等[82]将叶酸、阿霉素以及石墨烯纳米片共混合，利用多巴胺在碱性条件下的氧化自聚合反应成功制备了靶向纳米药物体系。这种纳米复合物可以缓慢释放阿霉素，并最终在活体内靶向杀死癌细胞。Hashemi-Moghaddam 等[83,84]利用相似的策略，在磁性纳米颗粒表面分别负载了化疗药物阿霉素和 5-氟尿嘧啶，利用磁性纳米颗粒在磁场指引作用下将纳米复合材料应用于乳腺癌小鼠的靶向化疗。

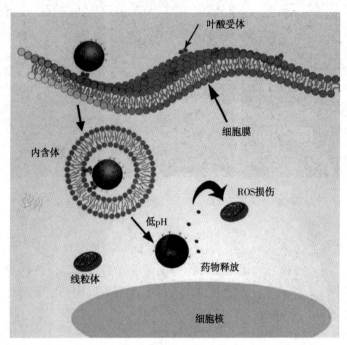

图 4-28 叶酸受体介导的细胞内吞以及 FA-PEI-PDAC/DOX 的
pH 响应性药物释放过程的示意图[81]

此外，半乳糖胺（galactosamine）[85]、三苯基膦（triphenylphosphonium）[86]、多肽 Asn-Gly-Arg（NGR）[87]也被作为肿瘤细胞和组织的靶向配体，用于多巴胺基微纳米复合药物体系的构建。血脑屏障（blood-brain barrier, BBB）是临床上采用化疗手段治疗脑胶质瘤时最大的障碍。Hu 等[87]设计合成了一种 pH 敏感性的阿霉素载体，能够跨越血脑屏障，靶向肿瘤内皮细胞，改善药物在胶质瘤细胞内的累积。笔者首先将阿霉素负载在尺寸为 150nm 的介孔二氧化硅粒子内，在其表面包覆聚多巴胺。之后在聚多巴胺的表面进一步功能化修饰多肽 Asn-Gly-Arg，这一配体能够对癌症过表达的分化抗原簇 33（cluster of differentiation 13, CD13）特异性识别，从而构建 MSN-DOX-PDA-NGR 纳米复合物。相较于未靶向修饰的纳米粒子 MSN-DOX-PDA，多肽修饰后的 MSN-DOX-PDA-NGR 纳米复合物在初级脑毛细内皮细胞(primary brain capillary endothelial cells，BCECs)和 C6 细胞中均表现出更高的累积量以及更强的血脑屏障渗透能力。间接体内和体内实验分别证明了 MSN-DOX-PDA-NGR 粒子在颅内肿瘤组织中具有更高的累积量(图 4-29)。并且，MSN-DOX-PDA-NGR 粒子还表现出更强的抗肿瘤血管生成能力与抗肿瘤疗效。以上实验结果充分证明了该纳米复合物在脑胶质瘤治疗中的潜在应用。

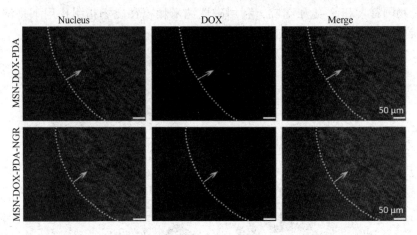

图 4-29　不同的阿霉素剂型在鼠脑胶质瘤中的分布[87]

（3）可控释放

药物可控释放体系能够传感病灶信号，定时定量地释放药物，从而达到更好的治疗效果。一旦身体感知正常，可控药物释放体系立刻终止药物的释放，从而实现药物释放的反馈调节。药物可控释放体系的控制信号不仅局限于体内信号，例如 pH、还原电位、温度、离子强度、酶浓度和压力差等，还包括外部信号如热、光、电场、声波和磁场等。药物可控释放体系通常需要使用智能型材料作为药物载体，集传感、处理与执行等功能于一体，从而达到药物智能化控制释放的目的。药物可控释放体系与常规剂型相比，能改善药物疗效、降低副作用，已成为生物医药领域中发展迅速的研究前沿[88,89]。

肿瘤组织微环境中的 pH 通常比正常组织略低。根据这一特点设计构建 pH 敏感的药物可控释放体系吸引了大量的研究注意力[90]。Fe_3O_4 纳米颗粒由于在靶向药物递送、高温疗法、磁共振成像等生物医药领域的潜在应用，而引起了研究者们强烈的兴趣。然而，由于磁偶极子之间的相互吸引作用，未包覆的 Fe_3O_4 纳米颗粒易于聚集形成团簇，严重限制了其在生物体系中的应用。因此，通常需要对 Fe_3O_4 纳米粒子进行表面改性，以获得稳定的、功能化的材料。最近，由于聚多巴胺所富含的邻苯二酚基团与铁离子之间的强的配位作用，研究人员开始使用多功能的聚多巴胺修饰 Fe_3O_4 纳米粒子。例如，GhavamiNejad 等[91]采用多巴胺基聚合物制备了静电纺丝磁性纳米纤维，并将其应用于化疗与高热疗法的癌症联合治疗(图 4-30)。他们发现电纺纳米纤维上的邻苯二酚基团不仅能与铁氧化物纳米粒子结合，还可以与含硼酸基团的抗癌药物硼替佐米(bortezomib，BTZ)反应生成 pH 敏感性的结合物，进而实现纳米纤维的 pH 响应性药物输送。此外，笔者还使用类似的方法制备了硼替佐米负载的磁性纳米颗粒，通过热疗和化学疗法的协同作用显著激活了半胱天冬酶相关的细胞凋亡级联反应[92]。鉴于 Fe_3O_4 的磁性性质，聚多巴胺功能化的 Fe_3O_4 纳米粒子也可用作磁场引导的 pH 响应性的药物可控输送及释放[93]。

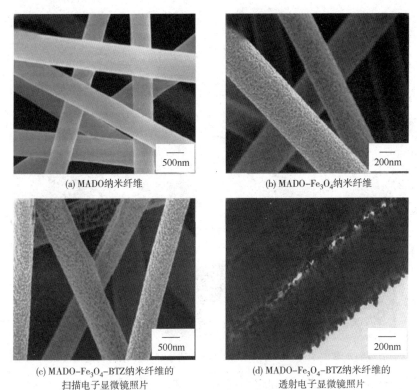

(a) MADO纳米纤维

(b) MADO-Fe_3O_4纳米纤维

(c) MADO-Fe_3O_4-BTZ纳米纤维的
扫描电子显微镜照片

(d) MADO-Fe_3O_4-BTZ纳米纤维的
透射电子显微镜照片

图 4-30 应用于癌症化疗与高热疗法联合治疗的磁性纳米纤维[91]

介孔二氧化硅纳米粒子(mesoporous silica nanoparticles，MSN)具有很大的比表面积以及贯穿内部的"蠕虫状"通道网络。而且，介孔二氧化硅纳米粒子的尺寸、形状、孔结构以及表面化学性质很容易进行调控。此外，介孔二氧化硅纳米粒子在体外和体内实验中均表现出优良的生物相容性。因此，介孔二氧化硅纳米粒子广泛应用于药物输送体系的构建。例如，Zheng 等[94]采用聚多巴胺涂层改良介孔二氧化硅纳米粒子，从而制备 pH 敏感的纳米药物载体。研究表明，聚多巴胺涂层能够扮演 pH 响应的"看门人"，控制酸性(pH=3.0)缓冲液中阿霉素的释放，而在中性(pH=7.4)缓冲液中阿霉素的释放受限。这是因为在酸性环境下，部分聚多巴胺可以从介孔二氧化硅纳米粒子表面剥离下来。此外，阳离子两亲型药物地昔帕明(desipramine)也可用类似的策略进行负载和可控释放[95]。在此基础上，研究者们构建了TPGS功能化的聚多巴胺涂层包覆的介孔二氧化硅纳米粒子复合药物体系，用于阿霉素药物的负载，从而实现了阿霉素pH响应性的持续释放[96]。该纳米药物体系能够克服化疗药物多药耐药性，在活体实验中表现出更为优异的肺癌治疗效果(图4-31)。

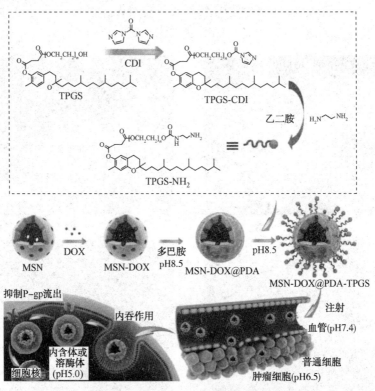

图4-31　负载阿霉素的MSNs-DOX@PDA-TPGS纳米药物体系的构建及应用的示意图[96]

　　其他类型的纳米药物载体也被用于化疗药物的可控释放。我们采用多巴胺和磷钨酸两组分在碱性溶液中的超分子共组装，制备了规整的花状分级纳米结构[97]。研究表明，多巴胺与磷钨酸二者共组装的驱动力主要是氢键和静电相互作用。化疗药物阿霉素的负载和释放实验证明该花状分级纳米结构具有pH响应性的药物释放性能。Caruso等[98]采用乳液模板法制备了不同尺寸的聚多巴胺微胶囊，之后分别利用巯基与聚多巴胺、马来酰亚胺之间的反应将腙键修饰的阿霉素负载到微胶囊上。腙键是一个酸性敏感的化学键，使得微胶囊能够在酸性环境中释放阿霉素，而在正常的生理环境中保持稳定存在(图4-32)。因此，这种微胶囊可在肿瘤组织中响应性释放阿霉素，从而降低阿霉素的毒副作用，提高抗肿瘤疗效。在另一项研究中，Amoozgar 等[99]分别采用聚多巴胺和 PEG 包覆 PLGA 纳米粒子，极大地提高了紫杉醇保留能力以延长其释放时间，从而在耐药的卵巢癌小鼠模型中实现了节律性的化疗药物释放。另一个类似的研究则是利用聚多巴胺和低分子量壳聚糖的双层表面涂层修饰了 PLGA 纳米颗粒，以实现持续地、pH 敏感地释放紫杉醇[100]。此外，聚多巴胺还被用于修饰负载化疗药物 5-氟尿嘧啶的脂质体[101]。聚多巴胺包覆的脂质体非常稳定且具有较好的生物相容性，还表示出 pH 响应的药物释放行为以及较好的抗肿瘤性能。

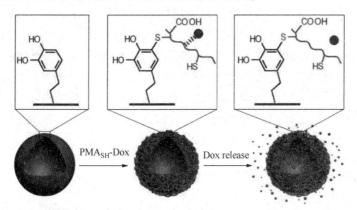

图 4-32　聚多巴胺微胶囊上阿霉素的固定以及 pH 响应性释放的示意图[98]

4.2.2　在光热疗法中的应用

光热疗法（photothermal therapy，PTT）是使用光敏剂选择性提高局部温度的一种新兴癌症治疗方法。这种疗法利用具有较高光热转换效率的光敏剂，将其注入人体内部，并在外部光源（一般是近红外光）的照射下将光能转化为热能以杀死癌细胞的治疗方法。光热疗法的优势在于其能够杀死指定病灶区域的癌症组织，从而减少毒副作用。目前已经报道的光敏剂有贵金属纳米颗粒（Au、Ag、Pt）、碳类材料（石墨烯、碳纳米棒）、有机染料物质（吲哚菁绿、普鲁士蓝）等。然而，这些光敏剂均存在一些缺陷，例如碳类材料在体内的降解性差、对生命体造成毒性、贵金属纳米颗粒的费用昂贵，有机染料的水溶性差等。为了解决上述问题，一方面，对上述光敏剂进行表面修饰，以改善其性能；另一方面，开发更为高效的新型光敏剂一直是研究者们关注的研究热点。

（1）以非多巴胺基物质作为光敏剂

金纳米材料具有较高的光吸收界面和优良的光热转换效率，因此常被用作光热耦合剂。此外，通过在金纳米材料表面包覆一层生物相容性良好的聚合物材料，既可增强其生物相容性，又方便进行多种生物活性配体的修饰，进而实现靶向肿瘤细胞的选择性热消融。聚多巴胺由于具有极强的黏附性能和易于进行功能化的特点，非常适合金纳米材料的表面修饰。例如，Li 等[102]报道了一种聚多巴胺包覆的以 Au 为核、Ag 为壳的枝状 Au-Ag 纳米粒子光敏剂。在还原剂对苯二酚的存在下，种子颗粒 Ag 粒子逐渐被 Au 所取代，并且在 Au 的表面逐渐长出支化的 Ag。通过改变种子颗粒 Ag 粒子、HAuCl₄以及对苯二酚的比例，枝状 Au-Ag纳米粒子的尺寸和形貌均可以很好地调控。相应地，枝状 Au-Ag 纳米粒子的表面等离子体共振吸收（surface plasmon resonance absorption）可被调控到近红外（near-infrared，NIR）区域，使得其适合应用于光热疗法的光敏剂材料。进一步，笔者采用多巴胺在室温下的氧化自聚合反应在枝状 Au-Ag 纳米粒子表面包覆一层聚多巴胺（图4-33）。相对于未包覆聚多巴胺的枝状 Au-Ag 纳米粒子，聚多巴胺壳层的包覆明显改善了纳米材料的稳定性、生物相容性以及光热性能。体外细胞实验证明包覆了聚多巴胺壳层的枝状 Au-Ag 纳米粒子在激光照射下能够有效地杀死癌细胞。此外，Black 等通过聚多巴胺实现了对金纳米棒表面修饰 EGF 受体抗体，从而实现了靶向的光热治疗[103]。利用类似的策略，黏蛋白1的抗体以及白蛋白也可以被固定到金纳米棒的表面[104]。在其他研究中，金中空超粒子[105]、金纳米壳包覆的支架[106]也被聚多巴胺修饰，从而改善其稳定性、生物相容性以及光热治疗效果。

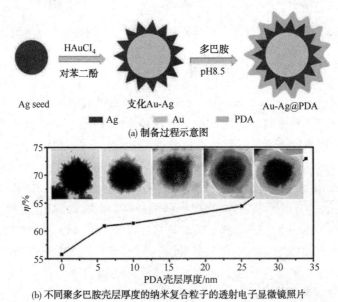

(a) 制备过程示意图

(b) 不同聚多巴胺壳层厚度的纳米复合粒子的透射电子显微镜照片

图4-33　应用于光热疗法的聚多巴胺修饰的枝状 Au-Ag 纳米粒子[102]

（2）以聚多巴胺作为光敏剂

聚多巴胺本身也是一种光敏剂，能够有效地将光转化为热，从而杀死癌细胞。聚多巴胺的这一特性首先是由 Lu 研究小组发现的[107]。他们采用多巴胺在氨水与乙醇混合溶液中的氧化自聚合反应制备了新型的聚多巴胺纳米球。聚多巴胺纳米球在水中的分散性好、稳定性高，并且表现出很强的红外吸收能力，具有较高的光热转换效率(40%)，甚至高于金纳米棒材料。他们分别采用癌细胞和小鼠活体实验证明了聚多巴胺纳米球的生物相容性及光热疗效。聚多巴胺纳米球在较高浓度下(1.2mg/mL)，对4T1细胞并未表现出明显的毒性。但是，使用$50\mu g/mL$的纳米球，在808nm激光照射5min，几乎全部的4T1细胞和HeLa细胞都能够被有效地杀死。经过10天的聚多巴胺纳米球光热治疗，4T1肿瘤型Balb/c小鼠肿瘤组织被彻底消除(图4-34)。此外，聚多巴胺纳米球还可以与含有巯基或氨基的分子进行迈克尔加成或是席夫碱反应，为生物功能性分子的负载和修饰提供了一个很好的多功能平台。例如，笔者尝试在聚多巴胺纳米球表面修饰了Gd-DTPA，修饰后的复合纳米球具有较高的弛豫值$6.9mM^{-1}s^{-1}$(高于市售的Magnevist)，可应用于活体内核磁共振成像指引的光热治疗。基于上述研究，聚多巴胺纳米材料由于方便制备、能够黏附于各种组成和形状的材料表面、易于进行功能性修饰等诸多优势，已经作为光敏剂广泛应用于癌症的光热疗法[108-110]。

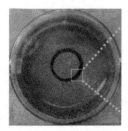

(a) 4T1细胞与聚多巴胺纳米球共培养后的光学照片

(b) 激光照射处理后的4T1细胞的激光共聚焦图像，其中绿色代表钙黄绿素染色的活细胞、红色代表碘化丙啶染色的死细胞

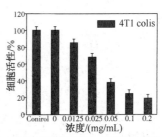

(c) 在激光照射处理下，与不同浓度的聚多巴胺纳米球共培养的细胞活性

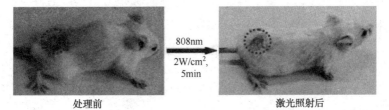

处理前　　　　　　　　　　激光照射后

(d) 4T1型肿瘤小鼠在光热治疗之前、之后的光学照片

图4-34　应用于光热疗法的聚多巴胺纳米球[107]

（3）多巴胺基新型光敏剂

除了上述聚多巴胺，其他的多巴胺基微纳米材料也被开发为新型的光敏剂。例如，Kim等[111]报道了在强酸环境下控制聚多巴胺碳化制备的荧光碳纳米粒子。这种荧光碳纳米粒子尺寸非常小(约为15nm)，具有激发光依赖的荧光发射光谱。并且，还具有浓度依赖的光热性能，能够同时杀死癌细胞和原核细菌。尽管在聚

多巴胺碳化过程中大部分的多巴胺组分都脱水了，但是还能够残余部分羟基，使其仍具有一定的粘附性质。此外，在荧光碳纳米粒子表面进一步修饰带氨基的PEG分子，对其进行钝化处理，不仅能够延长材料的荧光寿命，还能够提高荧光量子产率。钝化后的荧光碳纳米材料表现出明显的防污特性。综上所述，这种新型的荧光碳纳米粒子在光热疗法、抗菌和防污等领域都具有较大的应用前景（图4-35）。

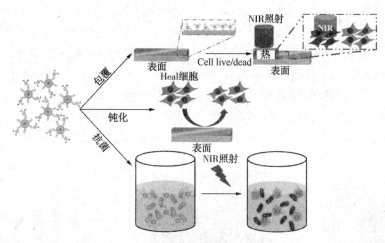

图4-35　采用聚多巴胺碳化制备的荧光碳纳米粒子具有多种应用的示意图[111]

在另一个研究中，Li等[112]利用一步水热合成方法制备了多巴胺碳纳米点新型光敏剂（图4-36）。笔者首先将多巴胺盐酸盐溶解在蒸馏水中，将其转换到内衬为聚四氟乙烯的高压反应釜中，控制反应温度为180℃，保持反应进行12h。之后将反应体系自然冷却降温，采用离心的方法除去沉淀物，通过透析、冷冻干燥的步骤得到最终产物。如此制备的多巴胺碳纳米点的尺寸约为23nm，光热转换效率为35%，具有优良的光稳定性和热稳定性。在808nm激光照射下，其能够杀死宫颈癌细胞（HeLa），并且即使在浓度较高的情况下也几乎没有暗毒性。这些结果充分证明了多巴胺碳纳米点作为光敏剂在光热疗法中的潜在应用。

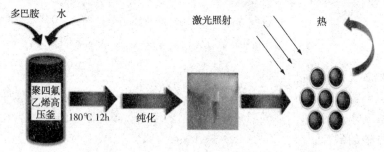

图4-36　多巴胺碳纳米点制备及光热转换的示意图[112]

4.2.3　在联合治疗中的应用

联合治疗能够综合多种治疗手段，调节致病细胞的多个信号转导通路，有效降低单一治疗手段的固有缺陷，优化治疗进程和疗效，从而起到相得益彰的效果[113]。由于药物剂量低、克服耐药性以及增强的治疗效果，联合治疗被认为是治疗具有复杂多变性特点癌症的未来[114,115]。然而，实施联合治疗是复杂的，需要谨慎设计不同药物的给药时间、剂量和顺序，以实现改善治疗效果并减少副作用的目的[116,117]。纳米科技在生物医学领域的快速发展为将多种药物和功能整合到单一平台提供了一条可行的途径，这为癌症治疗的彻底性革命提供了巨大的可能。目前，研究者们已经设计了一些能够整合靶向药物递送、可控释放与协同治疗于一体的纳米平台，从而克服单一治疗方法的缺点，如耐药性、低效和高毒性等[101,118]。其中，聚多巴胺材料本身是光热疗法的光敏剂，同时能够粘附于其他材料表面，易于进行多种化学反应，如与含有氨基或是巯基分子之间的迈克尔加成反应和席夫碱反应、与金属离子（Fe^{3+}、Mn^{2+}、Au^{3+}）的配位作用等，因此聚多巴胺被认为是制备多功能纳米平台的极好构筑基元。多巴胺基微纳米材料在联合治疗中的应用，分为光热疗法-化疗和光热疗法-光动力疗法两大类。

（1）光热疗法-化疗

最近，功能性多巴胺基微纳米材料已经广泛应用于光热疗法和化疗的癌症联合治疗策略。一方面，聚多巴胺可以作为优良的光敏剂，其光转化产生的热可以直接杀死癌细胞。另一方面，聚多巴胺的光热加热作用还可以扩大肿瘤组织的血管孔隙、增强细胞膜的通透性，从而增加微纳米材料上所负载药物在肿瘤组织和细胞中的积聚与渗透[119]。聚乙二醇（polyethyleneglycol，PEG）是一种水溶性高分子材料，具有良好的生物相容性，广泛应用于生物医药领域。聚乙二醇修饰的聚多巴胺纳米粒子已经被大量用于癌症化疗药物的负载，如顺铂[120]、阿霉素和7-乙基-10-羟基喜树碱[121]，进而实现化疗和光热疗法的联合治疗。例如，Wang 等[121]采用经典的多巴胺在水、乙醇和氨水混合溶液中的氧化自聚合反应制备了聚多巴胺纳米粒子，之后在其表面修饰带有氨基的 PEG 分子，从而得到 PEG 修饰的聚多巴胺纳米粒子（PDA-PEG）。修饰后的纳米粒子表现出优良的生物相容性、光热转换性能。PDA-PEG 还可以通过 π-π 堆积和氢键相互作用进一步负载化疗药物，例如阿霉素和7-乙基-10-羟基喜树碱。载药后的纳米粒子表现出较好的稳定性，在生理条件下保留药物的能力，并且能够在多重刺激下（例如红外光、pH 和活性氧物种）响应性释放化疗药物。体外和活体内实验分别证明了载药的 PDA-PEG 纳米粒子表现出协同的化疗和光热疗法的治疗效果（图 4-37）。

在另一个有趣的研究中，Ding 等[118]利用两亲聚合物分子构建了新型的纳米颗粒，并负载多种抗癌药物应用于三种癌症疗法的协同治疗。他们在核壳型聚合

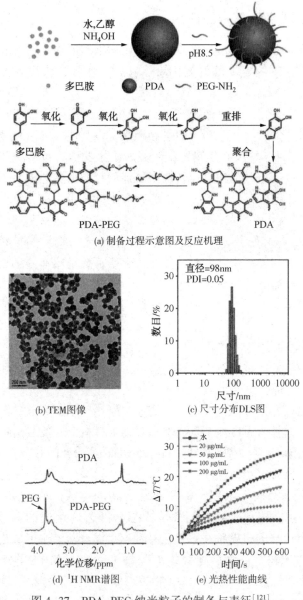

(a) 制备过程示意图及反应机理

(b) TEM图像

(c) 尺寸分布DLS图

(d) ^{1}H NMR谱图

(e) 光热性能曲线

图4-37　PDA-PEG 纳米粒子的制备与表征[121]

物颗粒亲水的核材料以及疏水的壳材料上分别封装了阿霉素和紫杉醇两种化疗药物，之后通过静电吸引作用在纳米颗粒的表面进一步吸附抗生存素的小干扰RNA(siRNA)，在纳米颗粒的最外层包覆聚多巴胺涂层。聚多巴胺除了发挥光热疗法光敏剂的作用，还能够保护纳米颗粒内部负载的药物，增加纳米材料的生物相容性。在肿瘤部位进行激光照射，聚多巴胺涂层能够产生足够的热量促使纳米颗粒瓦解进而释放负载的药物。这种新型药剂能够发挥光热疗法、化疗和基因疗法的协同治疗作用，最终导致三阴性乳腺癌退化（图4-38）。这种复合纳米剂型设计方法为构建可控联合治疗、改善癌症治疗效果、减轻毒副作用提供了一个优良策略。

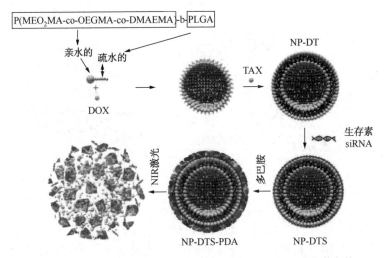

图4-38　NP-DTS-PDA纳米复合粒子制备过程及NIR光激发的
纳米粒子瓦解并释放药物的示意图[118]

Gao等[122]报道了通过一步法制备糖基化多巴胺与多巴胺的共同氧化聚合靶向纳米载体，制备过程中同时实现了阿霉素的负载。这种靶向纳米载体表现出光热疗法与化疗的协同治疗效果。靶向纳米载体IC_{50}值仅为11.67μg/mL，而单独使用化疗时该值为43.19μg/mL，单独使用光热疗法时为67.38μg/mL。此外，Shao等采用层层组装的方法开发了用于靶向光热疗法-化疗的纳米复合材料[123]。他们使用多巴胺还原氧化石墨烯（graphene oxide，GO），生成还原氧化石墨烯（reduced graphene oxide，rGO），同时多巴胺氧化自聚合生成聚多巴胺。之后在聚多巴胺与rGO复合物的表面制备介孔二氧化硅材料，从而负载阿霉素。最后，在上述复合材料表面修饰靶向分子透明质酸（hyaluronic acid，HA）。通过这种层层组装的方式制备得到的纳米复合材料呈现出pH响应性的、NIR激光触发的阿霉素释放行为，并且在体外和活体内均表现出优异的协同抗肿瘤效果（图4-39）。与此研究类似，Wang等[124]利用层层组装的策略通过聚多巴胺构建了整合纳米尺寸rGO、金纳米星以及阿霉素的纳米复合物。这种纳米复合物能够协同阿霉素引发的细胞凋亡以及高热引发的肿瘤相关血管的解聚，从而实现乳腺癌小鼠的肺癌转移抑制。

胶束表面也可以进一步修饰聚多巴胺涂层、负载化疗药物，从而实现光热疗法-化疗的协同治疗。Zhang等[125]设计并合成了一种基于聚合物胶束的核壳型纳米粒子。首先，他们制备了封装阿霉素的DSPE-PEG胶束，以此为核心，在其

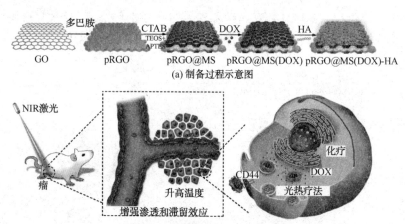

(a) 制备过程示意图

(b) 靶向化疗-光热疗法联合治疗示意图

图 4-39　通过层层组装的方法制备靶向纳米复合物应用于靶向化疗-光热疗法[123]

表面包覆聚多巴胺壳层。之后，在聚多巴胺表面通过邻苯二酚与含有硼酸基团的硼替佐米反应，进一步负载第二种化疗药物硼替佐米。邻苯二酚与硼酸反应生成一个可逆的交联物，其可在酸性 pH 下断裂，从而赋予纳米颗粒 pH 响应性释放硼替佐米的性能。研究表明，核壳型纳米药物体系能够在 pH 与 NIR 光的刺激下响应性释放阿霉素和硼替佐米。体外细胞实验以及人乳腺癌异种移植 BALB/c 无胸腺的裸鼠实验均表明，在激光照射下核壳型纳米药物体系能够增强抗肿瘤毒性。被整合到同一纳米平台上的化疗药物阿霉素、硼替佐米以及光热疗法光敏剂聚多巴胺呈现出协同治疗效果(图 4-40)。与此研究类似，多肽胶束也被用来构建 NIR 光可控释放阿霉素，能够同时实现光热疗法-化疗联合治疗的纳米药物体系[119]。

GhavamiNejad 等[126]将聚多巴胺纳米颗粒包裹到刺激响应性 PNIPAAm-co-PAAm 水凝胶的内部，构建了光热疗法-化疗协同的杂化水凝胶。当对杂化水凝胶进行激光照射时，聚多巴胺纳米颗粒吸收光能转化为热量，从而消灭癌细胞。另一方面，封装在水凝胶内部的聚多巴胺纳米颗粒与硼替佐米之间形成可逆化学键，可以在酸性环境下释放硼替佐米。为了增强杂化水凝胶的协同治疗效果。笔者还在水凝胶内部负载了另外一种化疗药物阿霉素。阿霉素可以在 NIR 光的照射下响应性地从水凝胶中释放出来。总之，这种新颖的杂化水凝胶能够实现光热疗法和多种化疗药物的可控释放(图 4-41)。

此外，聚多巴胺还与其他的光敏剂一起使用，包括金纳米棒、金纳米星、还原氧化石墨烯、硒化钼[127]和普鲁士蓝[128]，同时负载化疗药物以构建多功能的纳米复合物，从而实现光热疗法-化疗联合疗法。例如，Xiang 等[129]发展了一种新颖的"螯合竞争引发聚合"(chelation competition induced polymerization，CCIP)方法构建中空的聚多巴胺纳米容器。他们利用 Zn^{2+} 与 2-甲基咪唑以及多巴胺之

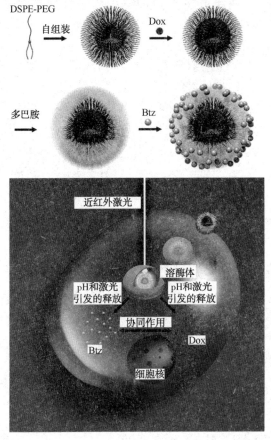

图 4-40　核壳型 Dox-M@PDA-Btz 纳米药物体系实现两种化疗
药物负载及光热疗法的示意图[125]

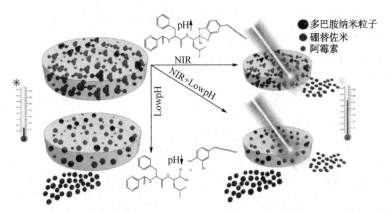

图 4-41　集合多重化疗药物刺激响应性释放与光热疗法的杂化水凝胶[126]

间的不同的配位能力，诱导 MOF 材料 ZIF-8 的解聚，同时引发多巴胺的聚合反应，从而得到整合金纳米棒的中空聚多巴胺纳米容器（Au NRs@ PDA NCTs）。PVP 修饰的金纳米棒首先封装在 ZIF-8 当中；加入多巴胺之后，溶液由紫色变为黑色，并逐渐形成负载大量金纳米棒的中空纳米容器。这种新方法制备的中空纳米容器上聚多巴胺壳层的厚度大约为 18nm。中间产物 ZIF-8 能够被引入到新的纳米材料中，使得中空纳米容器保持 ZIF-8 的十二面体形状（图 4-42）。如此制备的 Au NRs@ PDA NCTs 具有良好的生物相容性，对于化疗药物阿霉素的负载率较高，以及激光激发的药物可控释放性能。并且，金纳米棒与聚多巴胺同时发挥光热治疗效果。

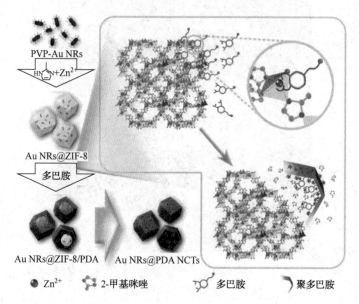

图 4-42　通过 CCIP 的方法制备 Au NRs@ PDA NCTs 的示意图[129]

（2）光热疗法-光动力疗法

在新兴的癌症治疗方法中，光辅助非侵入的光热疗法和光动力疗法（photodynamic therapy，PDT）具有独特的优势，例如远程可控性、低全身毒性以及副作用少等[130]。在光动力疗法中，光敏剂可以将分子氧（O_2）转化为细胞毒性的活性氧物种（reactive oxygen species，ROS），特别是单线态氧（$^1O_2$），从而杀死肿瘤细胞[131,132]。光热疗法和光动力疗法均为光辅助的治疗方法，因此如果能够有效结合这两种光疗技术，其治疗效果可能超过单一治疗方法，发挥更好的治疗效果。但是截止目前，仅有少数几篇研究工作报道了基于聚多巴胺纳米材料的光热疗法与光动力疗法联合治疗癌症的体系。

针对目前光动力疗法中光敏剂在生理条件下稳定性差的问题，Zhang 等[133]报道了采用聚多巴胺纳米颗粒负载光敏剂二氢卟吩（Chlorin e6，Ce6）的新型纳米药物复合物。他们首先在比例为 5:1 的二次水与异丙醇的碱性混合溶液中(pH = 8.5)通过多巴胺的氧化自聚合反应制备了聚多巴胺纳米颗粒,之后,在催化剂 EDC 与 NHS 的存在下,通过 Ce6 的羧基与聚多巴胺的氨基之间形成酰胺键将 Ce6 共价交联到聚多巴胺纳米颗粒表面。与自由的 Ce6 相比较,负载在聚多巴胺纳米颗粒上的 Ce6 由于 EPR 效应更容易被细胞吸收,在 670nm 激光照射下的活性氧物种产率更高,表现出更好的光动力疗效。并且,由于聚多巴胺纳米颗粒本身在 808nm 照射下具有优异的光热转换能力,负载 Ce6 的聚多巴胺纳米颗粒还可以作为光吸收剂,应用于光热疗法。这种纳米复合药物体系表现出超级低的暗毒性。然而,同时将 670nm 和 808nm 的激光应用于该体系,其在体外实验和活体实验中均表现出优异的光毒性,并且明显优于单一疗法。该纳米复合药物体系有望作为双模式光疗药剂应用于癌症的临床治疗。

金纳米棒(gold nanorods,GNRs)由于具有易于制备和功能化、低毒性和生物相容性以及丰富的光学性质等优异特性而成为最受生物医药领域欢迎的纳米材料之一。金纳米棒在红外光谱区具有强的表面等离子体共振增强吸收带,而且这一性质还可以通过改变纳米棒的尺寸和长径比进行调节。因此,金纳米棒在近红外光照射下产生的高热可应用于癌症的光热疗法。此外,SPR 引发的可控吸收以及散射特性使得金纳米棒还能够作为体外和活体内成像的造影剂,包括暗场散射成像、多光子发光成像、光学相干断层成像以及光声层析成像等。由于金纳米棒有望整合成像指引的药物输送和癌症治疗于一体,其在多功能纳米平台的构建方面显示了极大的优势。Wang 等[134]使用聚多巴胺包覆 PEG 修饰的金纳米棒,随后通过静电吸引和 π-π 堆积相互作用将亚甲基蓝(methylene blue,MB)或阿霉素分别修饰在金纳米棒表面,分别制备得到 GNR-PDA-MB 或是 GNR-PDA-DOX 纳米复合物。GNR-PDA-MB 纳米复合物在红外光的照射下能够产生活性氧物种和高热,而 GNR-PDA-DOX 纳米复合物在近红外光照射下表现出增强的药物释放行为。这两种双模式癌症治疗方法,使用 GNR-PDA-MB 时的光热疗法-光动力疗法与使用 GNR-PDA-DOX 时的化疗-光热疗法,均在体外实验中表现出显著的杀死癌细胞的效应,并且在活体实验中也明显地抑制了肿瘤组织的生长(图 4-43)。

Kumar 等[135]利用聚多巴胺材料实现了新型核-花瓣状金纳米粒子的制备。他们首先在金纳米颗粒表面包覆了聚多巴胺壳层,之后将其置于氯金酸、氨水、PVP 的混合溶液中反应。反应溶液逐渐从红色变为蓝色,并且该颜色能够在长达几周的时间内保持稳定不变。此时,氯金酸引发部分聚多巴胺壳层氧化解组装,同时氯金酸被还原为金单质,从残缺的聚多巴胺膜处逐渐生长成花瓣结构(图 4-44)。这两个步骤的反应动力学会影响最终核-花瓣状金纳米粒子的形貌。解聚的聚多巴胺越多就会形成更多的支化结构。高含量的羟胺能够线性增加反应速度同时产生更为平滑的颗粒表面。这种高度支化的核-花瓣状金纳米粒子无需使用

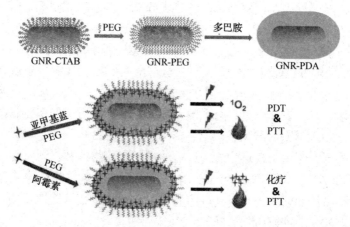

图4-43　基于金纳米棒的纳米复合物制备及应用示意图[134]

额外的光敏剂，在近红外光的照射下即可产生优良的光动力疗法-光热疗法联合治疗的效果。尤其是在波长为785nm、强度为2W/cm²的激光照射6min的实验条件下，核-花瓣状金纳米粒子能够提升体系的温度高达42℃。同时，核-花瓣状金纳米粒子还可以作为SERS探针监测细胞中DNA化学结构的变化。笔者推测，核-花瓣状金纳米粒子引起细胞死亡的原因在于其对细胞膜的修饰，对细胞核的氧化失活作用以及由此引发的细胞自身凋亡。

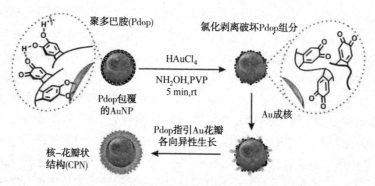

图4-44　通过金纳米颗粒表面聚多巴胺的氧化剥离制备核-花瓣状金纳米粒子的示意图[135]

富勒烯（C_{60}）及其衍生物由于具有高的$^1O_2$量子产率，因而被广泛应用于光动力疗法。最近，有研究表明，C_{60}也可以用于光热疗法。但是，将C_{60}应用于光疗仍然面临着亲水性差、缺乏靶向性等问题。为此，Hu等[136]开发了一种简便的方法，制备了C_{60}-聚多巴胺-石墨烯纳米复合物。首先，使用多巴胺还原氧化石墨烯，同时在其表面修饰聚多巴胺薄膜。之后，利用席夫碱反应或是迈克尔加成反应将叶酸修饰的C_{60}共价交联到聚多巴胺薄膜上。通过聚多巴胺、石墨烯以及叶酸对C_{60}的杂化作用，不仅有效防止了C_{60}的聚集，还通过叶酸的靶向作用增强了细胞吸收。C_{60}和聚多巴胺可以协同发挥光热转换的作用，同时 C_{60} 还能够有效促进 $^1O_2$ 的生成(图 4-45)。因此，在单一光源 Xe 灯的照射下，C_{60}-聚多巴胺-石墨烯纳米复合物能够同时实现光热疗法与光动力疗法，从而有效地提升 HeLa 细胞的氧化应激，引发细胞凋亡，降低细胞存活率，实现抗肿瘤的目的。

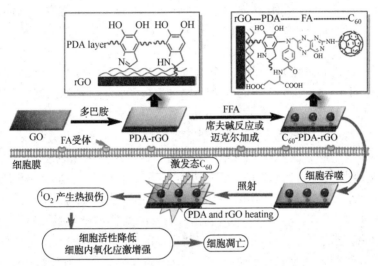

图 4-45　C_{60}-聚多巴胺-石墨烯纳米复合物制备过程及其发挥联合治疗作用机理的示意图[136]

4.2.4　在诊疗一体化中的应用

肿瘤的早期诊断与治疗是提高生存率、改善预后的关键。分子成像技术在癌症的早期诊断中具有重要意义。分子成像技术主要包括光学成像、计算机断层扫描成像(computed tomography，CT)、超声波成像(ultrasonic imaging)、核磁共振成像(magnetic resonance imaging，MRI)以及核素显像(nuclear imaging)等。从临床学的角度来看，分子成像诊断可以在组织、细胞、亚细胞水平上增加病灶组织相对于正常组织的信噪比、确定有无肿瘤、了解肿瘤的发展过程，用于肿瘤的早期诊断、分期、转移与复发的检测与疗效评估，从分子水平上检测肿瘤组织的微环境从而对特定治疗的生物学响应进行预评价。诊疗一体化能够整合诊断与治疗于一体，是一个新兴的癌症治疗概念。将上述分子成像技术与化疗、热疗、光动力疗法等肿瘤治疗手段有效结合从而构筑靶向性多功能探针，可提高对恶性肿瘤的识别能力，同时有效提高肿瘤治疗效果，因而成为该领域的研究热点。纳米药物载体具有可调的尺寸和表面电荷、较长的体内循环时间、良好的可修饰性及同时负载多种活性物种的能力，非常有利于构建多功能诊疗一体化平台。但是，在纳米复合探针的制备过程中，如何保障各功能的和谐共存并发挥最优效能，同时具备优良的生物相容性，仍然是一个巨大的挑战。

（1）核磁共振成像指引的治疗

MRI 由于具有非侵入性、高空间分辨率以及三维成像的优点而成为临床上常用的诊断工具。MRI 造影剂通常分为纵向弛豫（T_1）和横向弛豫（T_2）两种类型。T_1加权成像中组织分辨率较高，而 T_2加权成像更适用于具有高检测可行性的软组织。超顺磁性氧化铁纳米粒子（superparamagnetic iron oxide nanoparticles，SPIONs）是一种 T_2造影剂，被大量应用于癌症的早期诊断，并且已经被美国食品和药物管理局批准可用于临床治疗[137]。Wu 等[138]通过在 SPIONs 簇表面包覆聚多巴胺层制备得到了核壳型纳米复合物，并将其作为磁场指引的诊疗药剂应用于癌症治疗（图 4-46）。由于 SPIONs 簇核高度聚集的状态，该纳米复合材料显示出很高的 r_2 和 r_2 弛豫值，并且在 MRI 扫描下 r_2^* 值比 r_2 值高出近 3 倍。但是，这种纳米复合材料的光热作用仅是来源于聚多巴胺薄外层，效果不够明显，并且其在体内循环系统中的稳定性差。因此，笔者进一步将纳米复合材料与 PEG 结合以延长其循环时间，同时负载另一种光热药物吲哚菁绿[139]。通过磁场靶向策略，这种新型纳米复合材料在体内表现出增强的光热肿瘤消融效果。在另一个研究中，Park 等[140]开发了一种聚合物-氧化铁的纳米复合物，其能够独立于 EPR 效应，实现磁泳指引下的药物输送。他们利用多巴胺的聚合反应将 Fe_3O_4 胶体粒子粘附到负载药物的聚合物纳米粒子表面。这种纳米复合物在肿瘤组织的局部浓度可以提高 500 倍，并且还能够穿越物理屏障聚集到靶向细胞的内部。

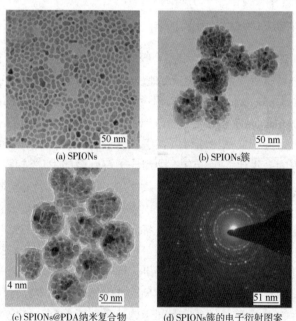

(a) SPIONs   (b) SPIONs簇

(c) SPIONs@PDA纳米复合物   (d) SPIONs簇的电子衍射图案

图 4-46　SPIONs@ PDA 纳米复合物的透射电子显微镜图像[138]

为了弥补 SPIONs 的低灵敏性，研究者们开发了一系列的 T_1造影剂以提高

MRI 诊断的对比度。钆基纳米粒子由于能够给出一个强的正对比效应，并且横向与纵向弛豫 (r_2/r_1) 的比值很低，因此被大量地应用于 T_1 造影剂。例如，Wang 等[141]构建了一种聚多巴胺包覆的负载钆的多壁碳纳米管 (multi-walled carbon nanotubes) 材料，并将其应用于双模态绘图指引的光热治疗。他们发现，在双模态绘图成像指引下，这种新颖的纳米复合材料能够通过自由基光热分解作用有效地消除初期肿瘤和局部淋巴结。但是，钆基纳米粒子也存在一些缺陷，例如灵敏度差、肾清除率高等。为了解决上述问题，研究人员又研发了锰基纳米粒子造影剂。Nafiujjaman 等[142]构建了三重的石墨烯量子点-聚多巴胺-Mn_3O_4 纳米粒子，用于光学成像和 MRI 成像指引的光热疗法。研究表明，交联了石墨烯的 Mn_3O_4 纳米粒子的水溶性明显改善，使得纳米粒子被细胞吸收的效率大幅提高，并且在小鼠肿瘤组织的聚积也明显增强。在另一个研究当中，Ding 等[143]制备了一个多功能纳米诊疗一体化平台 (FA-Mn_3O_4@PDA@PEG)，其具有超级高的弛豫值 ($14.47mM^{-1}s^{-1}$)。在 808nm 激光照射下，这种多功能纳米材料相比较于单一的光热疗法和化疗，呈现出协同的癌症治疗效果。Liu 等[144]合成了 Mn 络合的聚多巴胺修饰的上转换纳米粒子 ($NaDyF_4$：Yb@$NaLuF_4$：Yb, Er@polydopamine)，其能够发挥双模态指引的光热疗法。其中，Yb^{3+} 和 Er^{3+} 离子可引发上转换发光成像，Dy^{3+} 和 Mn^{2+} 分别发挥 T_2 和 T_1 类型 MRI 成像造影剂的作用，聚多巴胺则是起到了光热转换的作用 (图 4-47)。

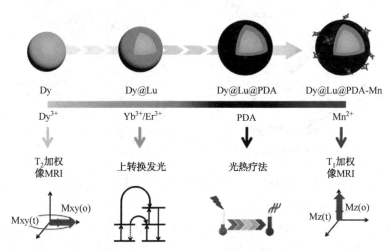

图 4-47　Mn 络合的聚多巴胺修饰的上转换纳米粒子复合材料
制备过程及各组分作用示意图[144]

最近研究发现，金属离子 (如铁、钆、锰) 络合的聚多巴胺在核磁共振成像 T_1 加权像中有较高的弛豫率，是一种优良的 MRI 造影剂[145,146]。利用聚多巴胺的这种性质，研究者们构建了一系列的纳米诊疗一体化平台。Lu 研究小组[147]首先在氨水与乙醇的混合溶液中，利用多巴胺的氧化自聚合反应制备了聚多巴胺纳米颗粒。之后，利用聚多巴胺富含的邻苯二羟基与 Fe^{3+} 进行配位。聚多巴胺颗粒表面修饰的 Fe^{3+} 进一步与有机配体 H_3btc 络合生成配位聚合物。最后，在纳米材料表面吸附化疗药物阿霉素，从而制得多功能的纳米复合物。在该纳米复合物中，铁配位的聚多巴胺扮演着核磁共振成像 T_1 加权像造影剂的角色，铁与 H_3btc 形成的配位聚合物是一种 T_2 加权像造影剂，聚多巴胺则起到光敏剂进行光热转换的作用。因此，这种纳米复合物能够同时进行 T_1、T_2 两种模式核磁共振成像，并指引协同的化疗/光热疗法联合治疗(图4-48)。在另一个研究中，Dong 等[148]制备了锰配位的聚多巴胺纳米颗粒，并且利用该纳米颗粒负载了光热疗法光敏剂吲哚菁绿及化疗药物阿霉素。此外，笔者还在其表面修饰了 PEG 以提高纳米材料的生物相容性。研究发现，利用该方法负载的吲哚菁绿的红外吸收峰出现红移的现象，并且光稳定性明显增强。这种纳米复合物表现出优异的 MRI 指引的化疗/光热疗法联合治疗的效果。

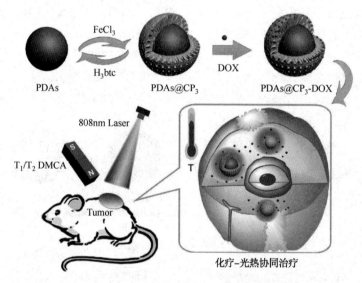

图4-48　PDAs@ CP_3-DOX 的制备及应用过程的示意图[147]

（2）X 射线 CT 成像指引的治疗

X 射线 CT 成像是一种能够深层穿透组织、空间分辨率高的非侵入式诊断技术，目前已经被广泛应用于临床医学。由于 Au 的密度高、原子序数大，金纳米颗粒显示出较好的 X 射线衰减性质，因此可作为造影剂应用于 CT 成像。Li 等[149]报道了表面包覆聚多巴胺涂层和葡聚糖刷的金纳米颗粒，并将其应用于 CT 成像指引的光热疗法治疗肿瘤。当纳米复合物注射进入 H22 肿瘤小鼠后，金纳米粒子核心能够提高肿瘤组织 CT 显像的分辨率，表面修饰的葡聚糖刷则会延长纳米材料的血液循环时间。在另一个类似的研究中，Zeng 等[150]采用脂质替换了上述葡聚糖刷，构建了集合靶向 MRI/CT 成像与光热疗法于一体的纳米复合物（lipid-Au NPs@PDA）。他们还利用静电吸附作用在聚多巴胺表面结合了吲哚菁绿，其发挥光热疗法光敏剂的作用。修饰在脂质体上的乳糖酸可以促进纳米复合物在肝细胞系中的选择性内吞。在近红外光照射下（700~850nm），这种纳米复合物对肝癌细胞显示出显著的光热细胞毒性（图 4-49）。此外，金纳米星也可以修饰聚多巴胺，用于 CT 成像指引的光热疗法[151]。

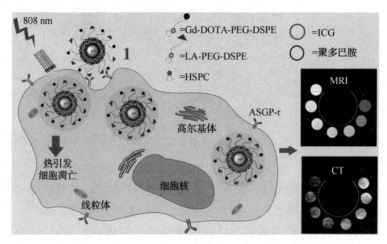

图 4-49　lipid-Au NPs@PDA 纳米复合物靶向识别肝癌细胞并被细胞内吞的示意图，以及不同浓度下 MRI 和 CT 成像图片[150]

硒化铋（Bi$_2$Se$_3$）的 X 射线衰减系数高，是另一种常用的 CT 成像造影剂。Li 等[152]开发了基于聚多巴胺修饰的 Bi$_2$Se$_3$纳米颗粒的药物递送平台。Bi$_2$Se$_3$纳米颗粒是在 PVP 的存在下制备的，然后通过碱性溶液中多巴胺的氧化自聚合反应在 Bi$_2$Se$_3$纳米颗粒表面包覆聚多巴胺壳层。在此基础上，混合在人血清白蛋白溶液中的阿霉素伴随着人血清白蛋白一起吸附在聚多巴胺表面，共吸附有利于保护阿霉素并实现药物的缓慢释放。结果表明，这种纳米复合物在体外和活体内的稳定性和生物相容性都很好。并且，纳米复合物表现出 X 射线 CT 成像、红外光热成像、近红外光吸收及光热转换能力。此外，化疗药物阿霉素的释放方面，其呈现根据需求可控的 pH/光热双重敏感的释放行为（图 4-50）。通过化疗和光热疗法的协同治疗作用，这种 Bi$_2$Se$_3$@PDA/DOX/HSA 纳米复合物的肿瘤生长抑制率高达 92.6%，而单独使用化疗是 27.8%，单独使用光热疗法是 73.6%。并且，在活体实验中这种纳米材料并未表现明显的毒性。综合以上结果，这种多功能的纳米平台在肿瘤诊断、治疗方面是非常有效的、安全的、精准的，适合进一步应用于临床治疗。

（3）光声成像指引的治疗

光声成像（photoacoustic imaging，PAI）是一种新型的非侵入式生物医学成像

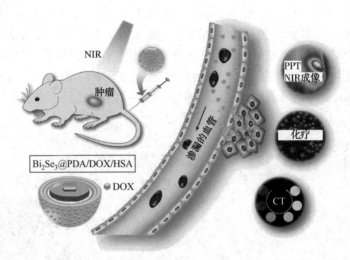

图 4-50　$Bi_2Se_3@PDA/DOX/HSA$ 纳米复合物制备过程及多种功能的示意图[152]

方法。当脉冲激光照射到生物组织时，组织的光吸收域产生超声信号，这种由光激发产生的超声信号被称为光声信号。生物组织产生的光声信号携带了组织的光吸收特征信息，通过探测光声信号能重建出组织中的光吸收分布图像。光声成像结合了光学成像中高选择性和超声成像中深穿透性的优点，能够得到高分辨率、高对比度的组织图像。因此，从原理上避开了光学成像中光散射的影响，突破了高分辨率光学成像的深度"软极限"（~1mm），可实现 50mm 的深层活体内组织成像。光声成像能够有效地进行生物组织结构和功能成像，为研究生物组织的形态结构、生理特征、病理特征、代谢功能等提供了重要的手段，特别适合于癌症的早期检测和治疗监控。此外，光敏剂在近红外光照射下产生热能，不仅可以产生超声信号应用于光声成像，还可以同时应用于光热疗法杀死癌细胞。因此，将光声成像与光热疗法相结合是一种理想的诊疗一体化平台的设计思路。

Hu 等[153]构建了一种负载吲哚菁绿的铁离子配位的聚多巴胺纳米粒子。其中，吲哚菁绿不仅能够促进纳米粒子在近红外光区的吸收，还能够大幅增强光热治疗的光热转换效率以及光声治疗的对比度。通过对 4T1 乳腺癌小鼠给药发现，这种纳米药剂能够实现光声成像、核磁共振成像双模态成像指引的肿瘤光热治疗，不仅大幅提高了肿瘤治疗效果，而且极大地降低了药物的毒副作用。此外，笔者进一步扩展上述纳米药剂体系，将其与还原氧化石墨烯纳米片相结合[154]。通过吲哚菁绿与聚多巴胺修饰的还原氧化石墨烯纳米片之间的直接接触引发二者之间的荧光共振能量转移，进一步促进光转化为热量，从而进行光声成像与光热治疗（图 4-51）。这种新型的 ICG-PDA-rGO 纳米复合物对于皮下注射以及正位的 4T1 乳腺癌小鼠均表现出增强的抗肿瘤效果。在另一项研究中，Zhang 等[155]制备了基于聚多巴胺修饰的金纳米棒的诊疗一体化平台，并成功应用于靶向血管生成的光声成像/CT 成像共同指引的化疗与光热疗法的联合治疗。聚多巴胺修饰层在该纳米平台上发挥了重要的作用，其不仅可以遮盖金纳米棒稳定剂溴化十六烷基三甲铵的毒性，还能够高效负载化疗药物顺铂，并且可以与 RGD 肽交联实现纳米药物的靶向功能。

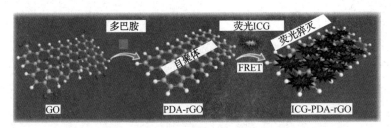

图 4-51　ICG-PDA-rGO 纳米复合物制备过程的示意图[154]

聚多巴胺具备高效率的光热转换性能，其产生的热不仅可以应用于热疗杀死癌细胞，还可以同时产生超声信号用于光声成像。例如，Lin 等[156]采用多巴胺在碱性溶液中的氧化自聚合反应，在 Fe_3O_4 纳米粒子的表面包覆了聚多巴胺壳层，制备了核壳型的纳米复合物（Fe_3O_4@ PDA NCs）。并且，他们进一步在核壳型的纳米复合物表面修饰荧光标记的发卡 ssDNA。利用聚多巴胺壳层对发卡 ssDNA 的荧光猝灭，可实现对靶向 mRNA 的检测分析。此外，这种纳米复合物中的 Fe_3O_4 纳米粒子还能够辅助实现核磁共振成像，聚多巴胺壳层的光热转换性能使其能够同时进行光声成像和光热治疗。因此，这个研究提供了一种很好的制备多功能诊疗一体化平台的方法（图 4-52）。此外，Lu 研究小组[157]利用 RGDC 肽修饰聚多巴胺纳米颗粒，同时在其表面负载阿霉素，构建了新型诊疗一体化纳米复合物。其中，RGDC 肽组分使得纳米复合物能够靶向肿瘤细胞过表达的整合素。研究证实，这种纳米复合物能够同时实现光声成像指引的光热治疗，以及pH 和 NIR 双重刺激响应的化疗药物阿霉素的可控释放。

最近，Dong 等[158]通过一锅法进行多巴胺调控的生物矿化反应制备了碳酸钙-聚多巴胺复合物中空纳米胶囊，一种新型的纳米诊疗一体化平台。在封闭的反应室内，通过 NH_4HCO_3 热分解产生的 CO_2 和 NH_3 能够持续扩散到含有钙离子和多巴胺的乙醇溶液中，NH_4HCO_3 还可以提供 CO_3^{2-} 促发 $CaCO_3$ 的形成。有趣的是，多巴胺的加入加快了 $CaCO_3$ 生长的速度，同时多巴胺氧化自聚合生成聚多巴胺，从而形成了 $CaCO_3$-PDA 复合纳米胶囊。这种 $CaCO_3$-PDA 复合纳米胶囊对 pH 有高度的敏感性，在微酸性环境下能够快速地降解从而释放负载的光敏剂 Ce6 分子。在复合纳米胶囊降解以前，聚多巴胺能够猝灭 Ce6 分子，从而减轻光敏剂分子对正常组织的伤害；而在纳米胶囊输送到肿瘤组织后，肿瘤环境内的低 pH 可引发复合纳米胶囊的降解，Ce6 分子的荧光恢复，并产生大量单线态氧。此外，笔者还考察了该纳米胶囊对多种类型金属离子的吸附，从而赋予其核磁共振成像

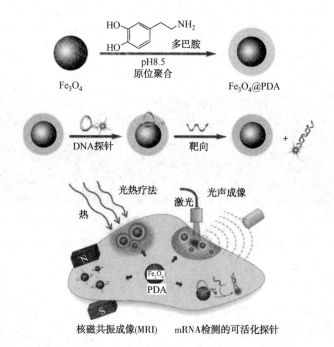

图 4-52　$Fe_3O_4@PDA$ 纳米复合物制备及应用的示意图[156]

的性能，进而实现了光声成像与核磁共振成像多模态成像指引的活体内光动力疗法。由于聚多巴胺对光敏剂分子的猝灭作用，该纳米胶囊表现出非常低的光毒性，从而减轻了光动力疗法对皮肤的损伤(图 4-53)。这个研究提供了一个新颖的制备诊疗一体化纳米粒子的生物矿化方法。

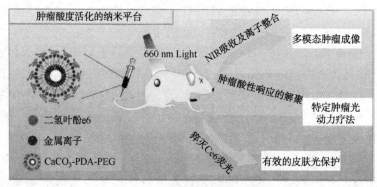

图 4-53　$Ce6@CaCO_3$-PDA-PEG 纳米胶囊实现多模态成像指引光动力疗法的示意图[158]

（4）光学成像指引的治疗

光学成像的基础是对探针发出的光学信号进行检测。荧光分子受到一定波长的光激发后，发生能量转移，从而发射不同波长的光，产生光学信号。当然，光学信号还可以通过特定的化学反应生成。光学成像在疾病诊断、靶向药物开发与应用、药物代谢动力学研究等方面都发挥着非常重要的作用。近年来，受益于多种新型荧光探针的开发，包括生物自发荧光探针、近红外荧光探针、荧光蛋白以及荧光纳米粒子等，光学成像在细胞和分子水平的应用方面取得了较大的进展。

近红外荧光成像由于具有高灵敏度和空间分辨率的特点而被广泛研究，尤其是生物组织在近红外光波段的自发荧光和光吸收都是最小的[159,160]。Du 等[161]通过聚多巴胺耦合金纳米星与聚乙烯亚胺修饰的叶酸，从而制备了核壳型的靶向纳米平台。之后，通过静电吸引相互作用，进一步在此核壳型纳米复合物表面负载光敏剂吲哚菁绿，从而实现协同的光热和光动力疗法的联合治疗。实验结果表明，这种纳米复合材料不论是在体外还是在活体内，都能够在近红外激光照射下杀死肿瘤细胞，甚至是在使用 0.33W/cm² 的低密度激光的情况下即可有满意的治疗效果。该纳米药物体系有望解决光热疗法中普遍存在的激光需求强度高而对正常组织产生危害的难题。此外，这种纳米药物体系不仅能够治疗肿瘤，还可以同时实现对肿瘤组织的诊断。使用该纳米药物体系，可以在活体成像系统中对肿瘤组织进行近红外荧光成像，并且利用热成像系统还能进行热成像。这种新型的纳米平台实现了双模态成像指引的光热疗法和光动力疗法的协同治疗（图4-54）。在另一个类似的研究中，金纳米颗粒被碳球所取代，构建了 CSs@ PDA-FA@ ICG 纳米复合物[162]。其在体外环境下荧光处于关闭的"OFF"状态，而在细胞内荧光打开处于"ON"状态，因而可实现从体外到体内可调控的近红外荧光成像。并且，这种纳米复合物还能够实现单一近红外激光照射下的协同光热疗法和光动力疗法。

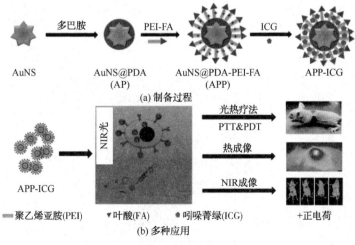

图4-54　APP-ICG 纳米药物体系[161]

在另一项研究中，Sharker 等[163]制备了多巴胺基[PEDOT：D-PSM]：C/B-PgP

修饰的 rGO 纳米杂化体。其中，pH 敏感性荧光聚合物的引入使得纳米杂化体能够通过荧光成像的方法识别肿瘤组织，从而最优化治疗结果。笔者还采用 XPS 表征了纳米杂化体的组成，而 AFM、DLS、Zeta 电位测试均证明了纳米杂化体的胶体稳定性。在功能方面，纳米杂化体具有 pH 依赖的荧光发射性质，通过激光共聚焦显微镜很好地呈现其被细胞吸收的过程。并且，在近红外光照射下，该纳米杂化体可通过光热治疗高效地杀死癌细胞。

上转换纳米粒子(upconversion nanoparticle，UCNP)由于在近红外光激发下能够发射短波长的荧光，而被作为新一代的光学探针在生物医药领域受到了广泛的关注和研究。例如，Liu 等[164]提出了一个油包水型微乳液方法，制备聚多巴胺修饰的 β-NaGdF$_4$：Yb^{3+}，Er^{3+}@β-NaGdF$_4$ 核壳型上转换纳米探针。在纳米探针表面进一步修饰 PEG 分子，负载化疗药物阿霉素。这样制备的纳米复合物表现出双模态成像指引的光热疗法与化疗的协同治疗效果，能够完全消除 SW620 肿瘤小鼠的肿瘤组织，并且肿瘤组织后续不再重新生长。在另一项研究中，聚多巴胺被用来修饰 NaYF$_4$：Yb，Er@NaYF$_4$：Yb 纳米粒子，并且通过静电吸引相互作用及 π-π 堆积在聚多巴胺壳层上进一步负载吲哚菁绿分子，从而制备得到 UCNPs@PDA-ICG 纳米复合物[165]。研究表明，该纳米复合物上的吲哚菁绿分子在 808nm 激光的照射下，能够产生光热转换的效果以及细胞毒性的活性氧物种，同时发挥光热疗法和光动力疗法的作用。并且，与自由的吲哚菁绿分子相比较，纳米复合物负载的吲哚菁绿分子表现出更高的光稳定性和热稳定性。体外实验和活体实验分别证实了在 808nm 激光的照射下，该纳米复合物能够实现上转换成像，以及光热疗法与光动力疗法协同抗肿瘤的治疗效果(图 4-55)。

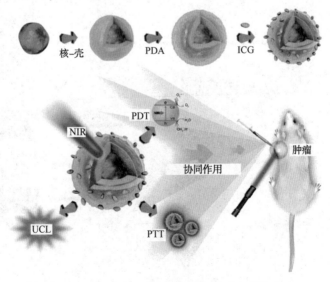

图 4-55　UCNPs@PDA-ICG 纳米复合物[165]

（5）其他成像指引的治疗

最近，核医学成像也被应用于指引多巴胺基微纳米材料的抗肿瘤治疗。例如，Liu 研究小组[166]采用 PEG 分子修饰了聚多巴胺纳米颗粒，之后继续负载放射性核素^{99m}Tc，或是同时负载^{131}I 和阿霉素。放射性核素^{99m}Tc 的负载使得纳米材料具备活体内单光子发射 CT 成像（single photon emission computed tomography，SPECT）的功能。而^{131}I 与阿霉素的负载使得纳米材料能够实现放射性同位素疗法与化疗的协同治疗作用，可大幅提高肿瘤治疗效果，降低毒副作用。在此基础上，该课题组进一步利用聚多巴胺和 PEG 包覆单壁碳纳米管，之后采用配位作用修饰 Mn^{2+}或者进行^{131}I 的标记[167]。这种纳米复合物能够实现双模态核磁共振成像以及核医学成像指引的光热疗法与放射性同位素疗法，最终发挥非常优异的抗肿瘤疗效。

此外，Xi 等[168]开发了超声成像指引的高强度聚焦超声（high-intensity focused ultrasound，HIFU）疗法。他们采用简单的水包油包水乳液法制备了 PLGA 纳米胶囊，然后通过多巴胺在弱碱性水溶液中的氧化自聚合反应在纳米胶囊表面包覆聚多巴胺壳层。利用聚多巴胺上邻苯二酚基团对氯金酸的还原反应原位制备了金纳米粒子，从而得到了 AuNPs@PDA/PLGA 杂化胶囊（图 4-56）。体外超声成像实验表明，AuNPs@PDA/PLGA 杂化胶囊具有很好的成像性能。并且，AuNPs@PDA/PLGA 杂化胶囊还表现出优异的高强度聚焦超声疗法治疗效果。间接体内实验证明，由于金纳米粒子聚集的高热能，AuNPs@PDA/PLGA 杂化胶囊对脱气牛肝脏表现出高效的超声成像指引的高强度聚焦超声疗法疗效。

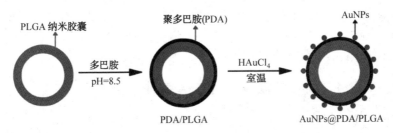

图 4-56　AuNPs@PDA/PLGA 杂化胶囊制备过程的示意图[168]

4.3　在组织工程中的应用

组织工程是对受损组织进行一系列修复、恢复、再生的学科。生物材料支架是组织工程的重要组成部分，其可单独作为组织生长的结构支撑物，也可用于输送细胞和生物活性分子。目前研究者根据不同需求已经开发出多种类型的支架材料，包括水凝胶、多孔导管、海绵以及纳米纤维等[169-171]。这些支架材料一部分来源于天然产物，另一部分则是人工合成材料。天然材料的优势在于其具有良好的生物相容性，以及与细胞结合、细胞介导材料降解的识别位点。然而，这些材料通常具有免疫原性、批次间不一致性、高成本、机械性差等缺点[172]。另一方面，人工合成聚合物具有可调的机械性能与可控的生物降解性[173]。但是，由于合成聚合物本身的疏水性、缺乏与细胞相互作用的位点，聚合物材料常常发生不必要的细胞响应，与宿主细胞整合能力差[174]。因此，组织工程领域的一个重要研究方向就是设计制备与细胞和组织有很好的相容性，并能够促进细胞和组织生长的生物支架材料。

细胞黏附是组织工程的初始步骤，在细胞铺展、增殖、迁移和分化等过程中起着重要作用。一般而言，细胞易于黏附在亲水表面或是含有官能团（如—NH₂或—COOH）的表面。为了促进细胞在生物材料表面的黏附及特异性响应，可以在制备生物材料过程中负载生物活性分子，例如蛋白质、肽、生长因子等。也可以对材料表面进行修饰，常用的是化学交联法，包括氧等离子体处理法、化学蚀刻法和 γ 射线辐射法。然而，这些方法不仅需要复杂的化学反应、耗费大量的时间，还会导致材料表面降解，可能会削弱支架材料的机械性能[175]。因此，组织工程领域一个重要的发展方向是研究简单有效的生物材料表面改性技术。

海洋贻贝即使在潮湿的条件下也能产生强烈的黏附。受此启发，Messersmith 等[176]开发了一种利用含有邻苯二酚官能团的化合物多巴胺进行材料表面修饰的方法。多巴胺在碱性条件下能够发生氧化自聚合反应，进而在几乎任意组成和形状的材料表面上形成聚多巴胺涂层。此外，聚多巴胺还能与含硫醇或胺基的生物分子发生化学反应，从而进行进一步的功能化修饰。在过去的十年，聚多巴胺已经被广泛应用于生物材料表面修饰，以调控细胞与生物支架材料的相互作用。本节内容将分别介绍多巴胺基微纳米材料在生物支架材料表面修饰与生物活性分子固定方面的作用，及其在细胞黏附与组织工程中的应用进展。

4.3.1　聚多巴胺修饰基底上的细胞黏附行为

应用于细胞培养和组织工程的合成聚合物大部分缺乏与细胞结合的位点，并且本身是疏水性的，因此常需要对其进行表面修饰以改善细胞的黏附性能。聚多巴胺是一种普适性的表面修饰材料，具有多样化的化学反应性质，因而受到了广泛的关注。Ku 等[177]研究发现聚多巴胺能够有效地促进多种合成聚合物上的细胞黏附和增殖行为。他们将聚多巴胺涂覆在几种对细胞黏附具有高抗性的生物材料表面上（如 PCL、PE、PTFE、硅橡胶、PDMS 和玻璃），并采用明胶涂覆的生物材料作为对比，分别研究了修饰后材料对人脐带血管内皮细胞（human umbilical cord vascular endothelial cells, HUVECs）行为的影响（图 4-57）。通过显微镜观察发现聚多巴胺包覆的基底不仅改善了初始的细胞黏附性能，还促进了细胞的增殖，而且有利于形成稳定的细胞骨架结构。

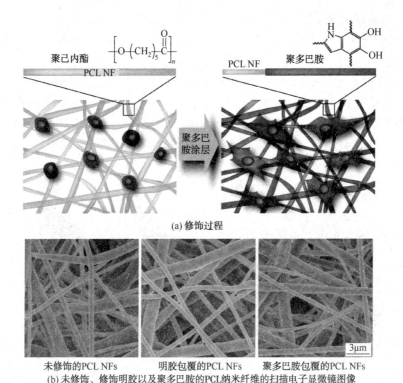

(a) 修饰过程

未修饰的PCL NFs　　明胶包覆的PCL NFs　　聚多巴胺包覆的PCL NFs
(b) 未修饰、修饰明胶以及聚多巴胺的PCL纳米纤维的扫描电子显微镜图像

图 4-57　采用聚多巴胺修饰 PCL 纳米纤维[177]

　　在另一项研究中，聚多巴胺和明胶分别被修饰在组织培养板上，以对比两种培养板上的嗜铬细胞瘤 12（pheochromocytoma 12，PC12）细胞的神经元分化情况[178]。在神经生长因子（nerve growth factor，NGF）的作用下，聚多巴胺包覆的底物能够有效促进 PC12 细胞的黏附、铺展，减少细胞凋亡，并增强神经元分化效率。此外，对 PCL、PLA 和 PLGA 膜进行 4min 的多巴胺修饰处理，软骨细胞的黏附效率与对照组相比可增加 1.35~2.69 倍[179]。聚多巴胺涂层的包覆还会影响细胞的形态和铺展[180, 181]。在聚多巴胺修饰的聚四氟乙烯和玻璃上，肌动蛋白束会被拉长[181]。与上述研究结果一致，Shin 等[180]将聚多巴胺涂覆时间从 5 min 增加到 960 min 时，PLCL 膜上种植的 C2C12 成肌细胞的铺展面积实现了稳定扩增[从（2.3±0.3）×10^3 μm^2到（2.7±0.5）×10^3 μm^2][180]。在聚多巴胺涂层修饰材料上的大多数细胞表现出多边形结构以及明显的粘着斑，而未涂覆材料上的细胞则是保持圆形。因此，这些实例均表明聚多巴胺的修饰可以促进细胞黏附、改变细胞结构和骨架组织，从而有利于特定细胞功能的实现。

　　在组织工程中，生物支架材料常常被设计成各种三维结构。尤其是，静电纺丝纤维由于易于制备，以及与天然细胞外基质结构极其相似而被广泛应用于组织工程领域。聚多巴胺材料由于制备方法简便、廉价、细胞毒性低以及机械性能稳定的优点而被大量用于聚合物基纳米纤维的表面改性。例如，在聚多巴胺修饰的PLLA 纳米纤维上培养的人骨髓间质干细胞(human mesenchymal cells, hMSCs)表现出明显增强的黏附和增殖能力[182, 183]。在另一项研究中，H9c2 成肌细胞在聚多巴胺修饰的 PLCL 纳米纤维基质上显示出增强的黏附、铺展和增殖能力[184]。还有一些研究关注于单独使用聚多巴胺材料或是与其他生物活性分子相结合以调节细胞在纳米纤维上的行为[184, 185]。例如，Xie 等[186]使用聚多巴胺将磷酸钙矿物修饰到 PCL 纤维上，从而改善支架的机械性能，使其更适用于骨组织工程的应用(图 4-58)。

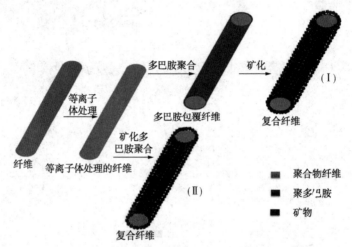

图 4-58 采用聚多巴胺将磷酸钙矿物修饰到 PCL 纤维表面的示意图[186]

包括上述纳米纤维，三维支架材料由于能够模仿各种组织结构而吸引了大量的注意。然而，应用这些材料的主要障碍是其亲水性差、细胞黏附位点有限。为此，研究者们利用聚多巴胺将羟基磷灰石固定在三维 PCL 支架上，有效增强了支架内部的亲水性，大幅提高了成骨细胞的浸润和黏附[187]。在另一个研究中，聚多巴胺修饰的三维聚氨酯支架有利于软骨细胞增殖和黏多糖的分泌[179]。Yan 等[188]在聚多巴胺包覆的碳纳米管上培养 MC3T3 细胞，其能够促进羟基磷灰石的沉积，并使该材料表现出良好的细胞相容性。此外，聚多巴胺修饰的 PDMS 珠粒表现出优异的亲水性和细胞附着能力[189]。当通过聚多巴胺将明胶修饰固定到多孔钛合金上时，该材料对骨膜来源细胞表现出传导性[190]。

4.3.2　聚多巴胺辅助生物分子固定

通过聚多巴胺涂层的修饰能够改善生物材料与细胞的相互作用。另一方面，利用聚多巴胺固定促进细胞黏附的生物活性分子，则是一种应用更为广泛的改善材料生物相容性的方法。聚多巴胺中包含的邻苯二酚基团能够与含有氨基或是巯基的生物分子发生席夫碱反应或是迈克尔加成反应，从而扮演桥联剂的角色将促进细胞黏附的生物分子修饰到支架材料表面。这种方法的操作步骤通常是先将聚多巴胺修饰到各种聚合物上，之后进一步功能化各种纤连蛋白、层黏连蛋白、生长因子等衍生的黏附多肽和蛋白质。

Lee 等[191]首先制备了聚多巴胺涂覆的 PLCL 膜，之后将 RGD 肽和碱性成纤维细胞生长因子（basic fibroblast growth factor, bFGF）同时固定在其表面上，并将该材料用于血管移植。短肽很容易与聚多巴胺反应，从而发挥调节内皮细胞功能的作用（图 4-59）。Yang 等[192]研究表明各种细胞黏附基团除了能促进神经元分化之外，还能够增强人类神经干细胞的黏附和增殖。另一项研究利用多巴胺将胶原蛋白共价修饰在钛支架表面，进而测试 MC3T-E1 细胞的黏附、增殖和成骨分化能力[193]。此外，还可以采用聚多巴胺涂层辅助明胶改性钛支架。修饰了明胶的钛种植体表现出高度的均一性和良好的稳定性，并且能够明显促进细胞黏附[190]。由以上实例可以得出，通过聚多巴胺涂层固定生物分子是一种简便和相对稳定的方法，在细胞基组织工程领域表现出极大的应用价值。

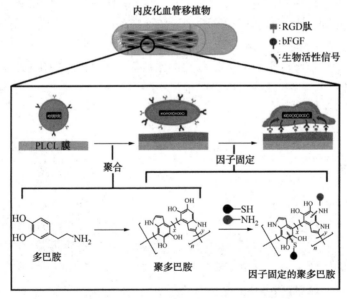

图 4-59　聚多巴胺辅助固定生物活性分子到 PLCL 膜上的示意图[191]

4.3.3　聚多巴胺修饰基底上细胞黏附的空间调控

人体组织由多种细胞构成，并且通常不同的细胞群会按照特定的方式进行空间分布。在生物材料表面控制细胞的位置不仅有利于研究不用类型细胞之间的相互作用，还有利于完成特定细胞的功能而不对组织产生伤害。因此，大量研究关注如何重构组织内特殊的细胞多级阵列分布[194]。最近微加工技术的快速发展为研究者们在体外可控模拟细胞空间分布提供了可能性。此外，将细胞黏附分子图案化固定在基底上能够确保细胞选择性黏附到指定区域[195, 196]。当前常用的微图案方法主要包括光刻、微接触印刷、微流体图案化等。但是这些方法通常需要进行严苛的操作，很难保持生物分子的活性。在这种情况下，聚多巴胺由于易于制备、结构稳定以及卓越的黏附性质而吸引了大量的研究注意力。

在最初的研究中，聚多巴胺微接触印刷取代了常用的聚乙二醇PEG，用于修饰不同的基底，例如玻璃、聚苯乙烯和PDMS[197]。多种类型的细胞(如NIH 3T3、大肠杆菌、表皮葡萄球菌)专门黏附在聚多巴胺图案化的区域，这些细胞不仅具有正常的形态，还能够沿着图案的方向进行排列。在此基础上，Chien等[198]研究了聚多巴胺在细胞图案化方面的多功能性。他们首先制备了带有聚多巴胺图案的PDMS印章，之后通过微接触印刷技术将其盖印到不同的基底上，如玻璃、硅、金、聚苯乙烯以及PEG等。此后，通过一系列实验，如L929细胞的培养、蛋白质固定、含巯基或氨基分子的交联、金纳米粒子的固定，验证了盖印聚多巴胺之后材料的性能以及通过二级反应固定生物分子的可能性(图4-60)。此外，利用微接触印刷技术将聚多巴胺修饰到聚乙烯醇水凝胶上，能够实现多种细胞的图案化，如HeLa细胞、人胚胎肾细胞、HUVEC和前列腺癌细胞[199]。在这个研究中，不仅单种细胞的生长能被特殊的图案所限制；而且对HUVECs和HeLa细胞进行共培养时，两种细胞可以同时呈现不同的图案。

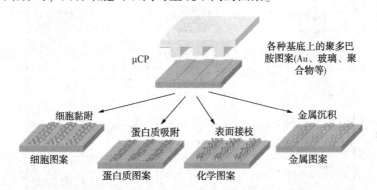

图4-60　通过微接触印刷技术制备聚多巴胺图案及其多种应用的示意图[198]

另外一种策略是以聚多巴胺为粘合剂将PDMS微流体通道与聚(2,2-二甲氧基硝基苄基甲基丙烯酸酯-r-甲基丙烯酸甲酯-r-聚(乙二醇)甲基丙烯酸酯)(PDMP)膜粘合[200]。非常有趣的是，在这样制备的微流体通道内能够实现蛋白质的微图案化及浓度梯度。Sun等[201]以微接触印刷与微流体技术为基础，将聚多巴胺修饰在以寡聚乙二醇为端基的自组装单层膜上，从而构建聚多巴胺包覆的精准图案，并实现细胞在该区域的选择性黏附。不仅单种细胞可以进行微图案化，共培养的多种细胞也能够保持各自的空间分布。Ku 等[202]也通过微流体的方法在 PDMS 上制备图案化的聚多巴胺。他们证明不同的细胞系（如 NIH-3T3、MC3T3-E1 和 HT1080）可以进行选择性黏附，并根据微图案进行排列（图 4-61）。

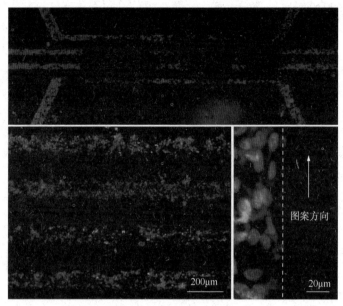

图 4-61　生长在聚多巴胺微图案化的 PDMS 微通道中的 HT1080 细胞[202]

4.3.4　在软组织工程中的应用

当今社会，心血管疾病高发导致人造血管移植替代受损血管的需求量大幅增加。内皮细胞能够释放活性因子从而促进血管网络的形成，因此研究者们采用聚多巴胺修饰促进移植物表面的预内皮化。例如，使用聚多巴胺修饰 PCL 纳米纤维，从而研究其对 HUVEC 细胞黏附、增殖和活性的影响。研究表明，聚多巴胺修饰得纳米纤维上的 HUVEC 细胞能够很好地生成肌动蛋白束，上调表达内皮细胞的标记物（PECAM-1 和 vWF）。聚多巴胺涂层还能够促进内皮细胞在各种非黏附性表面上的黏附，例如 PDMS、硅橡胶、PTFE 和 PE[177]。并且，聚多巴胺除了自身能够改善内皮细胞的黏附性能，还可以进一步与不同的生物分子结合从而影响内皮细胞的行为。Luo 等[203]采用聚多巴胺修饰了 316L 不锈钢，然后在其表面进一步结合血管内皮生长因子（vascular endothelial growth factor，VEGF）。修饰后表面的抗血小板黏附力降低，内皮细胞增殖能力明显增强。此外，还可以利用聚多巴胺实现多种生物活性分子的同时负载，例如包含 RGD 的多肽和生长因子（bFGF）[191]。研究结果证实，固定在聚多巴胺基底上的生物分子的稳定性较好，并且表现出协同增强内皮细胞黏附、增殖和迁移的作用。

神经干细胞具有优异的自我再生能力，为天然神经元细胞和神经胶质细胞的恢复问题提供了重要来源。然而，培养基中悬浮的神经干细胞通常缺乏足够的生化信号刺激其增殖和分化相关的信号级联反应，使其无法在移植后存活[204]。因此，亟需开发能够提供给神经干细胞必要生化信号的生物支架材料以促进细胞的存活与分化。为此，Kang 等[205]通过聚多巴胺共价连接聚赖氨酸，改性常见的神经界面（如金、玻璃、铂、氧化铟锡和液晶）（图 4-62）。接种在修饰后材料表面上的初级神经元细胞表现出高的存活率和良好的网络形成能力。在此基础上，笔者还构建了聚多巴胺修饰的金微电极阵列，成功地记录神经元信号，进一步推进了将聚多巴胺材料应用于神经界面平台的构建。在另一项研究中，聚多巴胺介导了 PS 和 PLGA 表面上细胞黏附多肽和神经胶质细胞系衍生神经营养因子（glial cell-line derived neurotrophic factor, GDNF）的修饰。修饰后的材料与市售的 Matrigel 相比较，神经干细胞的增殖和分化能力更强[192]。

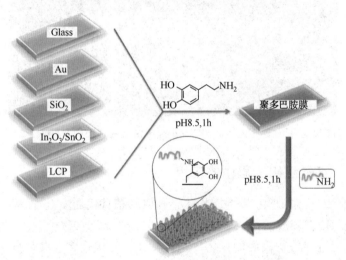

图 4-62　聚多巴胺共价连接聚赖氨酸改性常见神经界面的示意图[205]

肌肉组织工程旨在修复由损伤、先天性缺陷或肿瘤切除引起的骨骼肌损伤。在活体条件下，肌肉细胞的再生能力有限。因此，肌肉组织工程主要关注于如何使用生物材料支架与自体细胞相结合的策略以重构原生环境。为此，研究者们使用聚多巴胺材料做了一些新的尝试。例如，使用聚多巴胺包覆的脂质体与未修饰的脂质体相比较，修饰后的脂质体具有更高的成肌细胞存活能力和摄取效率[206]。Lynge 等[207]研究了成肌细胞在聚多巴胺修饰的载玻片上的黏附和增殖能力（图 4-63）。他们惊喜地发现，修饰后的载玻片上培养的细胞能够内化荧光标记的聚多巴胺修饰的脂质体，在细胞核附近呈现最高的荧光强度。在另一项研究中，经聚多巴胺修饰的聚（N-异丙基丙烯酰胺）[poly（N-isopropylacrylamide），pNiPAAm]水凝胶表现出良好的成肌细胞黏附性，并且聚合物本身的温敏特性对细胞的黏附行为影响较小[208]。Ku 等[209]采用聚多巴胺对 PCL 纳米纤维进行了修饰。研究发现，修饰后的纳米纤维比修饰前的呈现上调的肌原蛋白表达和成肌细胞融合能力。

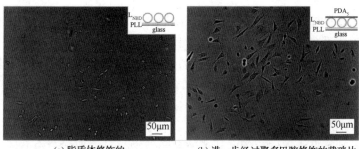

(a) 脂质体修饰的　　　　　　(b) 进一步经过聚多巴胺修饰的载玻片

图 4-63　成肌细胞在修饰后的载玻片上培养 4h 后的 DIC 图像[207]

与大多数组织不同，软骨组织没有血管，而且自身再生能力极其有限。因此，在病理条件下替换或重建软骨是一个很大的挑战[210]。聚多巴胺具有多功能性和高反应活性，其可介导血清黏附蛋白的固定从而促进软骨细胞的黏附和增殖。经过聚多巴胺修饰的三维聚氨酯支架与未修饰的相比较，更能刺激软骨细胞分泌黏多糖[179]。此外，聚多巴胺还被用来修饰三维 PCL 支架，并在其表面进一步结合胶原蛋白(图 4-64)。在该支架上培养的软骨细胞能够很好地黏附，保持健康的表型，同时分泌软骨状 ECM[211]。尽管目前聚多巴胺基生物材料在软骨组织工程领域应用的实例有限，但是不难看出由于具有简便的制备方法、优良的生

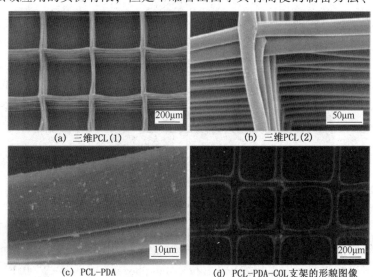

(a) 三维PCL(1)　　　　　　(b) 三维PCL(2)

(c) PCL-PDA　　　　　　(d) PCL-PDA-COL支架的形貌图像

图 4-64　聚多巴胺修饰三维 PCL 支架[211]

物相容性、易于功能化修饰等优点，聚多巴胺可能对临床上的软骨再生产生深远的影响。

4.3.5　在硬组织工程中的应用

骨是人体的结构支撑，由各种临床问题如外伤、骨质疏松、骨关节炎等引发的骨损伤对人体的危害很大。骨组织工程的一个重要问题就是制备单独使用或是与细胞和生物分子结合使用的生物材料，从而引发体内的骨形成。聚多巴胺在体外实验中表现出对不同类型细胞黏附和骨分化的影响。例如，Rim 等[183]发现聚多巴胺修饰的 PLLA 纳米纤维上的人骨髓间充质干细胞（human mesenchymal stem cells，hMSC）的黏附和增殖能力明显优于未修饰的 PLLA 纳米纤维。并且，修饰后的 PLLA 纳米纤维上细胞的碱性磷酸酶活性增强，成骨标记物上调表达，钙化加速。将聚多巴胺修饰在不同的可生物降解的聚合物薄膜（PCL、PLLA 和 PLGA）上，鼠成骨细胞的黏附和增殖可以升高数倍[212]。此外，Ryu 等[213]发现聚多巴胺中的邻苯二酚基团可通过在界面处浓缩钙离子从而增强羟基磷灰石成核（图 4-65）。另一个研究通过聚多巴胺介导的矿化作用改善 PCL 纳米纤维的机械性能，使其硬度、极限拉伸强度和韧性值接近于天然骨组织[186]。

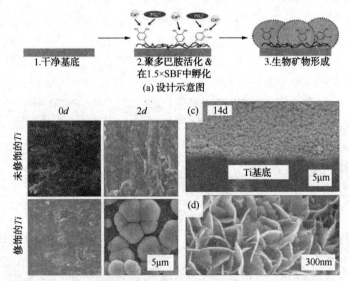

(a) 设计示意图

(b) 聚多巴胺修饰Ti基底上的矿化形成过程的扫描电子显微镜图像

图 4-65　聚多巴胺涂层促进生物矿化[213]

聚多巴胺能够进一步固定生物分子的性能也被用于增强体外成骨分化。例如，采用多巴胺将骨形态发生蛋白-2（bone morphogenic protein-2，BMP-2）固定在钛合金的表面。在该材料表面培养人骨肉瘤 MG63 细胞，其表现出优化的 BMP

-2释放行为、增强的细胞黏附和增殖、上调的骨生成标记物表达[214]。此外，Pan等[215]将包含RGD的(K)₁₆GRGDSPC多肽、骨传导羟基磷灰石纳米粒子、骨引发性BMP-2衍生的P24肽一起修饰到(PLGA)-[Asp-PEG]ₙ支架上。在这种生物复合材料上培养的兔骨髓衍生基质细胞的成骨分化能力明显提升。

除了上述体外研究，聚多巴胺还被应用于骨组织工程的体内研究。Lee等[182]发现在鼠颅骨缺陷模型中，聚多巴胺修饰的PLLA纳米纤维与未修饰的纤维相比较，骨再生能力明显增强。他们推断聚多巴胺修饰促进了祖细胞在支架上的黏附，从而提升了支架的骨再生能力。众所周知，骨再生是由一系列的活性生物分子调节的，因此利用支架材料负载生长因子是骨组织工程中常用的策略。例如，通过聚多巴胺功能化了骨生成肽(bone-forming peptide 1，BFP1)的PLGA纳米纤维被移植到鼠模型后，表现出优异的骨生成能力，还能够产生更多的胶原[216]。另外一项研究同样采用聚多巴胺修饰了三维PLGA支架，之后进行了BMP-2衍生肽的负载。在该三维支架上培养脂肪衍生干细胞，并将其转移到鼠模型当中。结果表明鼠缺陷位点能够实现很好的再生[217]。以此类似，PLLA纳米纤维也可以通过聚多巴胺负载BMP-2[218]。在体外经过28天的培养，将近90%的生长因子仍然能够保留在纳米纤维的表面，其表明BMP-2与聚多巴胺之间有较强的共价相互作用。当将该支架植入到小鼠颅骨临界缺陷中，可以观察到大约80%的骨再生发生(图4-66)。值得特别说明的是，在本实验中笔者所使用的BMP-2浓度是非常低的(每个缺陷小于25ng)。

在牙齿组织工程中，牙根管的填充材料必须与根管壁有强的黏合作用，因此具有强黏附性质的聚多巴胺可应用于牙根管治疗。Chen等[219]通过推出实验对聚多巴胺修饰的玻璃纤维与牙根部的结合强度进行了研究。结果表明聚多巴胺修饰的样品与未修饰的相比较，黏合强度显著提高。牙釉质和牙本质是牙齿组织中主要的钙化成分，是由大量矿物质、有机基质(主要是胶原蛋白)和水组成的。聚多巴胺中包含的邻苯二酚基团与矿物质有较强的亲和性，能够促进羟基磷灰石晶体的生长，因此也被用于牙釉质和牙本质的矿化。例如，Zhou等[220]采用聚多巴胺包覆含有牙釉质和牙本质的牙片，并将其浸入到包含钙和磷酸盐的过饱和溶液中。之后，分别使用扫描电子显微镜和X射线衍射仪进行表征，发现聚多巴胺涂层可以明显增强牙本质的矿化，然而牙釉质没有明显的矿化发生。他们推测聚多巴胺可以与胶原蛋白基质相结合，为牙本质的矿物沉积提供了新的成核位点。

4.4 在抗菌中的应用

随着植入医疗器械使用越来越广泛，植入位点的细菌感染问题日益凸显。亟需开发能够有效降低细菌在医疗器械表面黏附或是杀死细菌的表面修饰技术。最

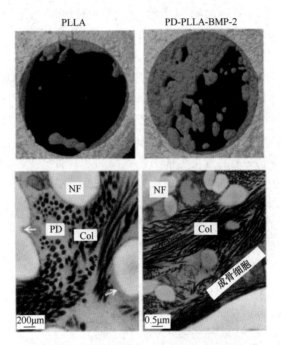

图 4-66　PLLA 和 PDA-PLLA-BMP-2 支架促进骨再生的 μ-CT 图像以及
PDA-PLLA-BMP-2 支架促进胶原生成的 TEM 图像[218]
注：Col 代表胶原，NF 代表 PLLA 纳米纤维，PDA 代表聚多巴胺涂层

近，接触式活性抗菌涂层吸引了大量的注意力。其能够有效消除由使用释放型杀菌剂产品导致的杀菌剂泄漏而引发的环境和健康问题。更令人振奋的是，常见的细菌(如大肠杆菌和金黄色葡萄球菌)并未对这些抗菌膜产生抗性[221]。目前，研究者们已经研发出多种接触式活性抗菌涂层。这些抗菌涂层通常含有活性的功能结构，例如季胺盐或是蝉翅膀的仿生结构。但是，制备这些抗菌材料需要特定的表面化学，而一些常见的材料表面(如金属和陶瓷等)通常是惰性的，需要严苛的化学反应才能够活化再进行功能化。

通过多巴胺的氧化自聚合反应制备聚多巴胺，是一种对材料表面进行修饰的极具吸引力的方法。聚多巴胺还能够与含有氨基或是巯基的分子反应从而进一步实现功能化。此外，聚多巴胺具有很多优良的性质，例如良好的生物相容性、还原性、荧光猝灭性质以及光热转换性质等。使得多巴胺成为材料研究和技术创新领域的明星分子。在抗菌方面，有研究证明聚多巴胺本身只具有较弱的抗菌效果[222]。因此，在大部分使用多巴胺制备的抗菌材料中，聚多巴胺扮演着支撑物或是连接物的作用，常需要与其他抗菌活性组分结合才能发挥抗菌作用。当然，最近也有研究采用特殊的方法制备出具有较强抗菌性能的聚多巴胺涂层。

4.4.1 聚多巴胺抗菌涂层

Su 等[223]利用简单震荡的方式，制备得到具有强抗菌能力的聚多巴胺涂层。他们通过震荡辅助的方法在多种基质上(如玻璃、不锈钢、塑料和纱布)制备出粗糙的聚多巴胺涂层。采用摇瓶实验测试聚多巴胺涂层对不同细菌的抗菌性能，例如革兰氏阳性菌金黄色葡萄球菌、革兰氏阴性菌大肠杆菌、绿脓杆菌。结果表明在无需使用其他外加抗菌剂的条件下，粗糙的聚多巴胺涂层相对于传统方法制备的平滑聚多巴胺涂层表现出更强的抗菌性能。并且，在经过蒸汽灭菌操作之后，粗糙的聚多巴胺涂层仍能保持原有的抗菌性能，具有较高的稳定性。

在另一项研究中，Patel 等[224]考察了在不同溶剂中制备的聚多巴胺涂层所具有的抗菌性能。以 PET 为基底，将多巴胺分别溶解在 NaOH、NaHCO$_3$、PBS 和 Tris 溶液中，反应 24 h，即可通过多巴胺的氧化自聚合反应制备得到不同的聚多巴胺薄膜(图 4-67)。他们采用大肠杆菌和金黄色葡萄球菌对上述聚多巴胺薄膜进行抗菌测试。结果发现，在 NaOH 和 Tris 溶液中形成的聚多巴胺涂层比在盐溶液中形成的具有更高的抗菌活性。这可能是因为 Tris 和 NaOH 溶液中的羟基通过共价作用参与到聚多巴胺的形成过程当中，从而形成了不同组成和形貌的聚多巴胺涂层。此外，笔者还发现聚多巴胺薄膜对于革兰氏阴性菌大肠杆菌的抗菌效果优于革兰氏阳性菌金黄色葡萄球菌。

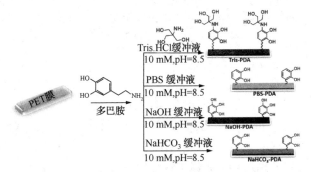

图 4-67　采用不同溶剂在 PET 表面制备聚多巴胺涂层的示意图[224]

Iqbal 等[225]研究了聚多巴胺对于不同浓度的大肠杆菌的抗菌作用。他们采用大豆胰蛋白酶培养基培养大肠杆菌，将大肠杆菌悬浮液与多巴胺溶液混合，共培养 24 h 后观察细菌的存活率。结果发现，对于 10^8 cells/mL 与 10^7 cells/mL 的大肠杆菌，多巴胺可以分别实现 99.97% 与 99.99% 的生长抑制。利用毛细管电泳-紫外吸收检测法发现低浓度的多巴胺(100 mg/L)与细菌经过 200 min 的共培养可使细菌结构发生很大变化。笔者根据实验结果推测，多巴胺在细菌表面形成了聚多巴胺包覆层，也就是形成了降低大肠杆菌生命必须物质(如营养物质和其他化学物质)渗透性的屏障，同时还能阻挡代谢废物的排出，从而产生生物毒性，抑制大肠杆菌的生长。

4.4.2 贵金属纳米粒子抗菌

（1）银纳米粒子

细菌的抗生素抵抗激发了人们研究更为高效的、具有更好生物相容性的抗菌药剂。银纳米粒子由于具有广谱抗菌性质、微动力作用强以及低抗生素抵抗等性能，而被广泛应用于抗菌领域。然而，制备银纳米粒子通常需要采用有毒的试剂和严苛的反应条件（如肼、硼氢化钠），容易给环境带来污染。此外，银纳米粒子在外界环境变化时易发生聚集，严重影响其抗菌效果。因此，发展环境友好的、稳定的银纳米粒子的制备方法仍然是一个挑战[226-229]。其中，作为一种绿色环保的方法，使用生物分子制备银纳米粒子受到越来越多的关注[230, 231]。这种方法制备的银纳米粒子通常具有更好的生物相容性。但是，生物方法合成的银纳米粒子很难在材料表面进行直接负载修饰。研究者们开始探索在材料表面原位合成银纳米粒子的方法。利用聚多巴胺的黏附性和还原性，在材料表面原位制备银纳米粒子，为赋予材料抗菌性能提供了一种绿色、简便、高效的制备方法。

聚多巴胺内富含邻苯二酚基团，其能够还原银离子为银单质，从而在聚多巴胺材料上原位负载银纳米粒子。Luo 等[232]报道了聚多巴胺纳米球在无需使用其他还原试剂的情况下，直接还原 $AgNO_3$ 溶液原位负载银纳米粒子（图 4-68）。所制备的银纳米粒子均匀地分布在聚多巴胺纳米球上，有效地防止了银纳米粒子的聚集，以及在使用过程中被进一步氧化的可能性。抗菌实验表明，负载了银纳米粒子的聚多巴胺纳米球具有卓越的抗菌性能，能够完全抑制细菌的生长。另一个研究将聚多巴胺包覆在棒状介孔二氧化硅 SBA-15 表面，之后利用聚多巴胺对银离子的原位还原方法在介孔二氧化硅表面负载了银纳米粒子[233]。与核/壳型的 $SiO_2/PDA/Ag$ 复合物相比较，管状的 SBA-15/PDA/Ag 表现出延长的抗菌时间，例如对大肠杆菌的抗菌时间为 60h，对金黄色葡萄球菌的抗菌时间为 36h。这是由于管状的 SBA-15/PDA/Ag 能够实现对银纳米粒子的可控释放。

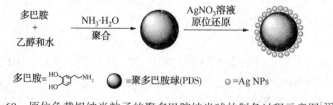

图 4-68　原位负载银纳米粒子的聚多巴胺纳米球的制备过程示意图[232]

尽管银纳米粒子具有突出的抗菌性质，但是高浓度的银纳米粒子对哺乳动物细胞有毒性。因此，在银纳米粒子抗菌之后，需要将其有效去除。Sureshkumar 等[234]报道了一种磁性纤维负载的银纳米抗菌复合材料的制备方法，其能够实现回收与重复使用。他们首先将细菌纤维素(bacterial cellulose)与含 Fe^{3+} 和 Fe^{2+} 的溶液在高速反应器中混合,通过调节溶液的 pH 将磁性纳米粒子沉积在具有 3D 纤维结构的细菌纤维素表面。然后,将聚多巴胺涂覆在上述复合纤维表面,并将其浸渍在硝酸银溶液中在纤维表面原位还原 Ag^+ 形成银纳米颗粒,从而制备磁性纤维负载的银纳米抗菌复合材料。结果发现,磁性银纳米复合材料对模型微生物大肠杆菌和枯草芽孢杆菌具有很高的抗菌活性。其与新制的 LB 培养基共培养 4 h 之后,通过外界磁场将纳米复合材料除去,发现培养基中没有任何污染。因此,磁性银纳米复合材料可作为 LB 培养基的温和灭菌药剂使用。另一项研究也制备了银纳米纤维材料[235]。笔者采用静电纺丝的方法制备了纤维素纳米纤维,并将其浸入硝酸银与多巴胺的碱性溶液中,在 UV 的照射下同时实现了聚多巴胺的包覆以及原位负载银纳米粒子。

研究者们利用聚多巴胺的黏附性质,分别将聚多巴胺修饰在钛基底[236]、聚碳酸酯膜[237]、聚乙烯醇膜[238]、聚丙烯膜[239]、聚酰胺膜[240]上,并进一步原位负载银纳米粒子,分别实现了抗菌膜的构建。例如,Liu 等[241]展示了在负载银纳米粒子的聚多巴胺涂层上进一步修饰丙烯酸/丙烯酰胺类物质(图 4-69)。他们分别制备了聚多巴胺修饰的 TiO_2、SiO_2、金、镍钛合金、聚苯乙烯、聚二甲基硅氧烷基底。之后将其浸渍在硝酸银溶液中从而原位负载银纳米粒子。在此基础上,利用 aza-Michael 反应可以实现多种丙烯酸/丙烯酰胺类分子在含有氨基的聚多巴胺上的修饰。通过功能分子的修饰以及银纳米粒子的负载,这种复合膜材料能够同时实现对细菌的抵抗以及杀死细菌的双重效果。研究表明该复合膜材料能够降低 95% 以上的大肠杆菌的吸附,并且通过银纳米粒子的释放杀死高达 98% 的细菌。这个研究为聚多巴胺进一步功能化提供一个新的思路,为新型防污、抗菌材料的制备做了很好的示范。

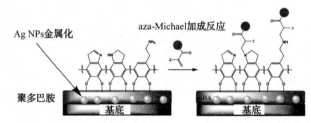

图 4-69　负载银纳米粒子的聚多巴胺涂层进一步功能化的示意图[241]

(2) 铜纳米粒子

虽然银纳米粒子具有热稳定性好、广谱抗菌性质等优点,是最常用的抗菌材料。但是,银纳米粒子抗菌消耗费用较高。最近,由于铜更为便宜而且含量丰富,大量注意力关注于铜纳米粒子在抗菌方面的应用。例如,Zhu 等[242, 243]分别设计了两条路径制备聚多巴胺和铜纳米粒子共同修饰的多孔聚合物膜,从而桥连超过滤膜的表面孔洞形成纳米过滤膜。一种方法是两步沉积法，首先在 CuSO₄ 和 H₂O₂ 的作用下在 HPAN 膜表面沉积聚多巴胺膜，之后再将 PEI 稳定的铜纳米粒子包覆在聚多巴胺膜的表面。另一种方法是共沉积法，在多巴胺反应过程中混合铜纳米粒子，通过一步反应将铜纳米粒子和聚多巴胺同时沉积在 HPAN 膜表面（图 4-70）。利用上述两种方法制备的复合膜材料，聚多巴胺都能够快速、均匀地沉积在超过滤膜上，桥连膜表面的孔洞，固定 PEI 修饰的铜纳米粒子，从而形成松散的纳米过滤膜。经过染料与盐混合物分馏的性能测试发现，纳米过滤膜的最优化制备条件是采用共沉积法反应 3 h。这种方法制备的纳米过滤膜对水的渗透显著，染料分子滞留明显，盐离子能够渗透。以大肠杆菌为模型进行抗菌性能测试，纳米过滤膜表现出很高的杀菌活性，存活大肠杆菌数量减少可达 93.7%。并且，共沉积法极大地缩短了两步沉积法中分别沉积聚多巴胺以及铜纳米粒子所需的处理时间。这种纳米过滤膜由于具有优异的抗菌性能、极高的染料滞留及盐渗透能力，在织物废水处理方面具有较大的实际应用价值。

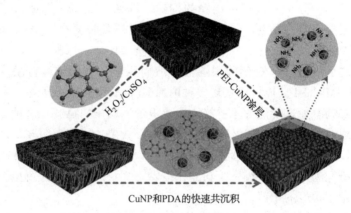

图 4-70　利用两步沉积法和共沉积法分别在 HPAN 膜上修饰聚多巴胺和铜纳米粒子的示意图[243]

　　Yeroslavsky 等[244]提出一种声化学的方法制备聚多巴胺纳米胶囊。他们将多巴胺溶解在弱碱性 Tris 缓冲溶液中，以菜籽油或是正十二烷为模板，超声处理 12min，之后通过清洗步骤即可得到直径约为 227nm 的聚多巴胺纳米胶囊。如果在上述多巴胺反应液中加入 CuSO₄，那么微胶囊的制备时间可缩短为 6min。研究表明，螯合 Cu(Ⅱ) 的聚多巴胺纳米胶囊对金黄色葡萄球菌表现出很强的杀菌活性，处理 15min 后几乎能够杀死全部的金黄色葡萄球菌。并且，螯合铜的量与纳米胶囊的杀菌活性直接相关，铜含量越高杀菌能力越强。进一步，他们在银离子与铜离子共存的溶液中，利用声化学的方法制备了核壳型的复合材料[245]。通过表征证实所制备的核壳型纳米材料内部充满了银纳米粒子，壳层材料由螯合了铜离子的聚多巴胺组成。释放实验表明，在生理条件下铜离子的释放速度较快，而内部的银单质则为缓慢释放。复合了两种抗菌金属的 Cu/Ag-PDA-NPs 复合纳米材料表现出极高的抗菌活性，并且具有抗生物膜形成的性能（图4-71）。与市售的抗菌银纳米粒子相比较，复合纳米材料不仅表现出更优的抗菌性能，还具有更好的细胞相容性。

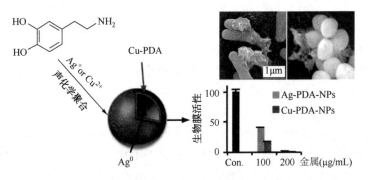

图4-71　Cu/Ag-PDA-NPs复合纳米材料制备过程及抗菌效果的示意图[245]

　　在另一个研究中，Zhang等[246]提出利用生物矿化的方法制备新型的花状分级纳米结构抗菌材料。他们将CuSO₄溶解在含有多巴胺的PBS缓冲溶液中，Cu^{2+}与多巴胺中的氨基相互作用，促进了磷酸铜晶体的形成。同时，多巴胺在Cu^{2+}的催化作用下，氧化自聚合生成聚多巴胺，从而形成磷酸铜和聚多巴胺的复合物。这种复合物作为晶种，促进了磷酸铜晶体的生长，从而形成纳米片，并进一步与聚多巴胺自组装形成磷酸铜-聚多巴胺花状分级纳米结构。此外，花状分级纳米结构还能够原位还原银离子生成银纳米颗粒（图4-72）。负载了银纳米颗粒的高比表面积的花状分级纳米结构能够选择性地杀死革兰氏阴性菌大肠杆菌，同时对共培养的哺乳动物细胞未产生任何伤害。采用类似的生物矿化策略，我们[247]通过多巴胺与磷钨酸在碱性溶液中的超分子共组装，也实现了花状分级纳米结构的制备。并利用花状分级纳米结构内包含的邻苯二酚基团，实现了银纳米线和纳米粒子的原位负载。这种复合纳米结构材料在抗菌领域表现出潜在的应用。

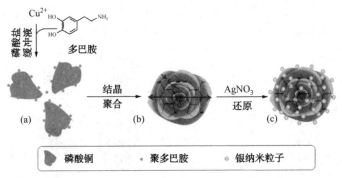

图4-72　负载了银纳米粒子的磷酸铜-聚多巴胺花状分级纳米结构制备过程示意图[246]

4.4.3 蛋白质、多肽抗菌

聚多巴胺在材料表面卓越的黏附性质以及易于修饰的性质，还被用来固定抗菌多肽和蛋白质，从而制备抗菌和抗生物膜表面。Cao 等[248]利用聚多巴胺偶联抗菌环肽修饰不锈钢表面。他们从药用植物紫花地丁中分离、提取出 3 种疏水性环肽 P1、P2 和 P3。通过环肽的亲核侧链与聚多巴胺之间的席夫碱反应对二者进行高强度偶联。利用阿尔玛蓝测定法对环肽修饰的不锈钢表面进行抗菌能力测试。结果表明，与环肽 P1、P2 相比较，修饰了环肽 P3 的不锈钢表面表现出最强的抗菌能力。因此，他们提出植物衍生的环状化合物具有独特三维结构和显著的稳定性，可作为抗菌和抗生物膜材料的新来源。采用相似的策略，另一个研究利用聚多巴胺将 C 端组氨酸标记的溶葡球菌酶固定在玻璃片表面[249]。与物理吸附相比较，共价交联的溶葡球菌酶不仅不会从表面上释放出来，还同时保留了肽链内切酶的活性，能够降解葡萄球菌的细胞壁，从而有效避免了细菌对其他类抗菌药物可能产生的抵抗机制。这种溶葡球菌酶包覆的表面材料能够在 15 min 内杀死来源于医院的金黄色葡萄球菌，进而阻止生物膜的形成。该方法有望扩展应用到其他端基为组氨酸标记的蛋白质的固定。

Gao 等[250]通过聚多巴胺引发甲基丙烯酸酯多肽的聚合反应策略，构建了新型的抗菌聚合物刷。他们首先以 N-羧基酸酐为原料，通过一个开环反应制备得到甲基丙烯酸酯衍生的抗菌多肽(MePpep)和类肽(MePsar)。在 UV 光照射下，这些多肽类物质能够利用聚多巴胺产生的自由基引发聚合反应，在聚多巴胺涂层上进一步形成聚合物刷结构(图 4-73)。他们采用新型的抗菌聚合物刷对四种致病微生物进行了抗菌实验。聚(Ppep/Psar)涂层对四种病原菌表现出强大的杀菌能力，对金黄色葡萄球菌、大肠杆菌、铜绿假单胞菌和白色念珠菌分别显示 97.6%、99.7%、94.6%和95.6%的抑菌活性，而且其防止生物膜形成的时间长

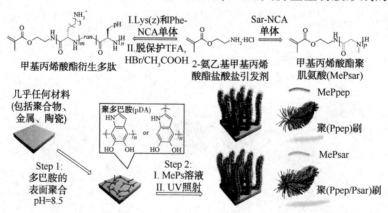

图 4-73　聚多巴胺引发甲基丙烯酸酯多肽形成抗菌聚合物刷[250]

114

达 7 天。在体外实验中，聚（Ppep/Psar）涂层明显降低了非特异性蛋白质的吸附和血小板的黏附。并且，在大鼠感染模型中，聚（Ppep/Psar）涂层能够成功预防金黄色葡萄球菌的感染。由于多巴胺几乎可以黏附在任何材料表面，因此这种聚合物刷能够通过聚多巴胺被接枝在任何基底上，具有极大的应用前景。

4.4.4 其他应用

最近，聚合物两性离子（如硫代甜菜碱、羧酸甜菜碱、磷酸胆碱）受到越来越多的关注。部分聚合物两性离子水溶性极好，以至于薄层聚合物即可产生有效的亲水性表面及防污表面。常用的聚合物两性离子的固定方法包括表面引发聚合技术、层层组装技术以及溶液涂布法。然而，这些方法通常需要特殊的表面，并且需要预处理后才能够实现聚合物的黏附。通过多巴胺在碱性溶液中的氧化自聚合反应形成聚多巴胺膜，为表面修饰带来了普适性方法。并且，聚多巴胺的表面富含氨基和邻苯二酚基团，很方便进行功能性修饰反应。因此，研究者们尝试采用聚多巴胺固定聚合物两亲离子。Chang 等[251]提出了将多巴胺与聚合物两性离子共沉积的方法制备水下超疏油和超亲水表面。多巴胺氧化自聚合形成聚多巴胺的过程中，可以通过形成氢键将聚（甲基丙烯酰乙氧磷酸胆碱）混合进入聚多巴胺内部，在各种基底（包括硅片、玻璃片、聚苯乙烯和全氟硅片）上实现聚合物两性离子的固定。这样制备的表面其水接触角约为 10°，是超亲水材料。与未修饰的玻璃片相比较，大肠杆菌的吸附量可降低 10 倍。此外，另一个研究报道了采用"点击化学"反应将聚（甲基丙烯酰乙氧磷酸胆碱）修饰到聚多巴胺上的方法[252]。首先将聚多巴胺涂覆在不锈钢表面上，并对其进行巯基和叠氮基的修饰。之后，分别采用巯基-乙烯基、叠氮基-炔基的"点击化学"反应将聚（甲基丙烯酰乙氧磷酸胆碱）、聚[2-（甲基丙烯酰氧基）乙基三甲基氯化铵]修饰在聚多巴胺涂层上，从而制备两性离子和阳离子聚合物刷结构（图 4-74）。这种双重聚合物刷表面明显降低了革兰氏阳性菌金黄色葡萄球菌、革兰氏阴性菌假单胞菌和微藻的黏附。并且，在过滤的海水中保存 30 天后聚合物刷仍然可以保持结构完好，因此有望应用于海洋等水环境中材料的防污。

此外，聚多巴胺涂层还被应用于其他类抗菌物质的固定。例如，修饰在聚丙烯多孔膜表面的聚多巴胺涂层可以通过氢键相互作用进一步固定聚乙烯基吡咯烷酮，该材料在与碘复合之后具有明显的抗菌性能[253]。另一个研究介绍了涂覆在聚氨酯表面的聚多巴胺涂层可以与含巯基的透明质酸反应，并进一步通过"点击化学"反应修饰十八烷基丙烯酸酯，这种薄膜表现出抗金黄色葡萄球菌和血小板黏附的作用[254]。Yu 等[255]提出在聚多巴胺包覆的磁性氧化铁表面进一步修饰 3 代的树枝状聚酰胺-胺分子，并利用该纳米粒子负载 NO 分子。该复合纳米材料表现出的光热效应与 NO 的抗菌性质协同作用，能够明显降低革兰氏阴性菌大肠

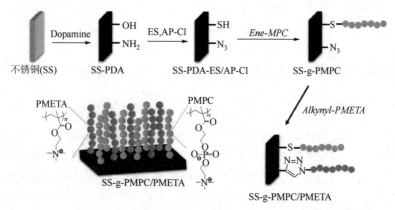

图4-74 通过"点击化学"反应构建防污聚合物刷结构的示意图[252]

杆菌以及革兰氏阳性菌金黄色葡萄球菌的活性，有效抑制生物膜的形成。综上所述，多巴胺基微纳米材料为生物膜清除、海洋防污提供了新的方法和新的思路，具有重要的应用前景。

参 考 文 献

[1] Li H., Jia Y., Peng H., et al. Recent developments in dopamine-based materials for cancer diagnosis and therapy. Advances in Colloid and Interface Science, 2018, 252: 1-20.

[2] Cioffi M., Vietri M. T., Gazzerro P., et al. Serum anti-p53 antibodies in lung cancer: comparison with established tumor markers. Lung Cancer, 2001, 33(2-3): 163-169.

[3] Forest J. C., Masse J., Lane A. Evaluation of the analytical performance of theBoehringer Mannheim Elecsys 2010 immunoanalyzer. Clinical Biochemistry, 1998, 31(2): 81-88.

[4] Dai Z., Chen J., Yan F., et al. Electrochemical sensor for immunoassay of carcinoembryonic antigen based on thionine monolayer modified gold electrode. Cancer Detection and Prevention, 2005, 29(3): 233-240.

[5] Liu J., Wang J., Wang T., et al. Three-dimensional electrochemical immunosensor for sensitive detection of carcinoembryonic antigen based on monolithic and macroporous graphene foam. Biosensors & Bioelectronics, 2015, 65: 281-286.

[6] Li X., Zhang X., Wang Z., et al. Preparation of immunosensor based on the SiO_2-Au composite for lung cancer - associated antigen determination. International Journal of Electrochemical Science, 2016, 11(12): 10020-10028.

[7] Sun X. -C., Lei C., Guo L., et al. Giant magneto-resistance based immunoassay for the tumor marker carcinoembryonic antigen. Microchimica Acta, 2016, 183(3): 1107-1114.

[8] Ye R. F., Zhu C. Z., Song Y., et al. Bioinspired synthesis of all-in-one organic-inorganic hybrid nanoflowers combined with a handheld pH meter for on-site detection of food pathogen. Small, 2016, 12(23): 3094-3100.

116

[9] Wang X., Miao J., Xia Q., et al. A high−sensitivity immunosensor for detection of tumor marker based on functionalized mesoporous silica nanoparticles. Electrochimica Acta, 2013, 112: 473−479.

[10] Miao L., Jiao L., Zhang J., et al. Amperometric sandwich immunoassay for the carcinoembryonic antigen using a glassy carbon electrode modified with iridium nanoparticles, polydopamine and reduced graphene oxide. Microchimica Acta, 2017, 184(1): 169−175.

[11] Li N. −L., Jia L. −P., Ma R. −N., et al. A novel sandwiched electrochemiluminescence immunosensor for the detection of carcinoembryonic antigen based on carbon quantum dots and signal amplification. Biosensors & Bioelectronics, 2017, 89: 453−460.

[12] Feng X., Gan N., Zhou J., et al. A novel dual−template molecularly imprintedelectrochemiluminescence immunosensor array using $Ru(bpy)_3^{2+}$−silica@ poly−L−lysine−Au composite nanoparticles as labels for near−simultaneous detection of tumor markers. Electrochimica Acta, 2014, 139: 127−136.

[13] Tang X., Bansaruntip S., Nakayama N., et al. Carbon nanotube DNA sensor and sensing mechanism. Nano Letters, 2006, 6(8): 1632−1636.

[14] He S., Song B., Li D., et al. A graphene nanoprobe for rapid, sensitive, and multicolor fluorescent DNA analysis. Advanced Functional Materials, 2010, 20(3): 453−459.

[15] Qiang W., Li W., Li X., et al. Bioinspired polydopamine nanospheres: a superquencher for fluorescence sensing of biomolecules. Chemical Science, 2014, 5(8): 3018−3024.

[16] Liu Q., Pu Z., Asiri A. M., et al. Polydopamine nanospheres: a biopolymer−based fluorescent sensing platform for DNA detection. Sensors and Actuators B−Chemical, 2014, 191: 567−571.

[17] Ma S., Qi Y. −X., Jiang X. −Q., et al. Selective and sensitive monitoring of cerebral antioxidants based on the dye−labeled DNA/polydopamine conjugates. Analytical Chemistry, 2016, 88 (23): 11647−11653.

[18] Wang D., Chen C., Ke X., et al. Bioinspired near−infrared−excited sensing platform for in vitro antioxidant capacity assay based on upconversion nanoparticles and a dopamine−melanin hybrid system. ACS Applied Materials & Interfaces, 2015, 7(5): 3030−3040.

[19] Wang Q., Yin B. −C., Ye B. −C. A novel polydopamine−based chemiluminescence resonance energy transfer method for microRNA detection coupling duplex−specific nuclease−aided target recycling strategy. Biosensors & Bioelectronics, 2016, 80: 366−372.

[20] Xie Y., Lin X., Huang Y., et al. Highly sensitive and selective detection of miRNA: DNase I−assisted target recycling using DNA probes protected by polydopamine nanospheres. Chemical Communications, 2015, 51(11): 2156−2158.

[21] Xu S., Nie Y., Jiang L., et al. Polydopamine nanosphere/gold nanocluster (Au NC)−based nanoplatform for dual color simultaneous detection of multiple tumor−related microRNAs with DNase − I − assisted target recycling amplification. Analytical Chemistry, 2018, 90 (6): 4039−4045.

［22］ Yang L. , Ren Y. , Pan W. , et al. Fluorescent nanocomposite for visualizing cross−talk between microRNA−21 and hydrogen peroxide in ischemia−reperfusion injury in live cells and in vivo. Analytical Chemistry, 2016, 88(23): 11886−11891.

［23］ Xiao T. , Sun J. , Zhao J. , et al. FRET effect between fluorescent polydopamine nanoparticles and MnO_2 nanosheets and its application for sensitive sensing of alkaline phosphatase. ACS Applied Materials & Interfaces, 2018, 10(7): 6560−6569.

［24］ Toma M. , Izumi S. , Tawa K. Rapid and sensitive detection of neuron specific enolase with a polydopamine coated plasmonic chip utilizing a rear−side coupling method. Analyst, 2018, 143 (4): 858−864.

［25］ Zhang X. , Li Y. , Lv H. , et al. Sandwich−type electrochemical immunosensor based on Au@ Ag supported on functionalized phenolic resin microporous carbon spheres for ultrasensitive analysis of alpha−fetoprotein. Biosensors & Bioelectronics, 2018, 106: 142−148.

［26］ Almeida L. C. , Correia J. P. , Viana A. S. Electrochemical and optical characterization of thin polydopamine films on carbon surfaces for enzymatic sensors. Electrochimica Acta, 2018, 263: 480−489.

［27］ Li S. , Wu Q. , Ma P. , et al. A sensitive SPR biosensor based on hollow gold nanospheres and improved sandwich assay with PDA−Ag@ Fe_3O_4/rGO. Talanta, 2018, 180: 156−161.

［28］ Wang N. , Zhang D. , Deng X. , et al. A novel surface plasmon resonance biosensor based on the PDA−AgNPs−PDA−Au film sensing platform for horse IgG detection. Spectrochimica Acta Part A−Molecular and Biomolecular Spectroscopy, 2018, 191: 290−295.

［29］ Liu M. , Zeng G. , Wang K. , et al. Recent developments in polydopamine: an emerging soft matter for surface modification and biomedical applications. Nanoscale, 2016, 8 (38): 16819−16840.

［30］ Yan Y. , Zheng Z. , Deng C. , et al. Facile synthesis of Ti^{4+}−immobilized Fe_3O_4@ polydopamine core−shell microspheres for highly selective enrichment of phosphopeptides. Chemical Communications, 2013, 49(44): 5055−5057.

［31］ Yang G. , Li L. , Rana R. K. , et al. Assembled gold nanoparticles on nitrogen−doped graphene for ultrasensitive electrochemical detection of matrix metalloproteinase−2. Carbon, 2013, 61: 357−366.

［32］ Zhang C. Q. , Park Y. M. , Yang D. , et al. Development of a matrix metalloproteinase−2 (MMP−2) biosensing system by integrating an enzyme−mediated color development reaction into a common electronics components setup. Biochip Journal, 2016, 10(3): 198−207.

［33］ Zhang H. , Hu S. , Song D. , et al. Polydopamine−sheathed electrospun nanofiber as adsorbent for determination of aldehydes metabolites in human urine. Analytica Chimica Acta, 2016, 943: 74−81.

［34］ Zhang H. , Xu H. Electrospun nanofibers−based online micro−solid phase extraction for the determination of monohydroxy polycyclic aromatic hydrocarbons in human urine. Journal of Chroma−

tography A, 2017, 1521: 27-35.

[35] Mohyuddin A., Hussain D., Najam-ul-Haq M. Polydopamine assisted functionalization of bo-
ronic acid on magnetic nanoparticles for the selective extraction of ribosylated metabolites from u-
rine. RSC Advances, 2017, 7(16): 9476-9483.

[36] Yin Z. -Z., Cheng S. -W., Xu L. -B., et al. Highly sensitive and selective sensor for sunset
yellow based on molecularly imprinted polydopamine–coated multi–walled carbon nanotubes.
Biosensors & Bioelectronics, 2018, 100: 565-570.

[37] Tang X., Liu W., Chen J., et al. Preparation and evaluation of polydopamine imprinting layer
coated multi-walled carbon nanotubes for the determination of testosterone in prostate cancer LN-
cap cells. Analytical Methods, 2015, 7(19): 8326-8334.

[38] Turco A., Corvaglia S., Mazzotta E., et al. Preparation and characterization ofmolecularly im-
printed mussel inspired film as antifouling and selective layer for electrochemical detection of sul-
famethoxazole. Sensors and Actuators B-chemical, 2018, 255: 3374-3383.

[39] Palladino P., Minunni M., Scarano S. Cardiac troponin T capture and detection in real-time
via epitope-imprinted polymer and optical biosensing. Biosensors & Bioelectronics, 2018, 106:
93-98.

[40] Jalili R., Amjadi M. Bio-inspired molecularly imprinted polymer-green emitting carbon dot
composite for selective and sensitive detection of 3-nitrotyrosine as a biomarker. Sensors and Ac-
tuators B-Chemical, 2018, 255: 1072-1078.

[41] Chandra S., Das P., Bag S., et al. Synthesis, functionalization and bioimaging applications of
highly fluorescent carbon nanoparticles. Nanoscale, 2011, 3(4): 1533-1540.

[42] Yan L., Zhang Y., Xu B., et al. Fluorescent nanoparticles based on AIE fluorogens for bioim-
aging. Nanoscale, 2016, 8(5): 2471-2487.

[43] Nurunnabi M., Khatun Z., Nafiujjaman M., et al. Surface coating of graphene quantum dots u-
sing mussel-inspired polydopamine for biomedical optical imaging. ACS Applied Materials & In-
terfaces, 2013, 5(16): 8246-8253.

[44] Zhang X., Wang S., Xu L., et al. Biocompatible polydopamine fluorescent organic nanoparti-
cles: facile preparation and cell imaging. Nanoscale, 2012, 4(18): 5581-5584.

[45] Chen X., Yan Y., Muellner M., et al. Engineering fluorescent poly(dopamine) capsules.
Langmuir, 2014, 30(10): 2921-2925.

[46] Sun C., Zhang L., Zhang R., et al. Facilely synthesized polydopamine encapsulated surface-
enhanced Raman scattering (SERS) probes for multiplex tumor associated cell surface antigen
detection using SERS imaging. RSC Advances, 2015, 5(88): 72369-72372.

[47] Zhang L., Zhang R., Gao M., et al. Facile synthesis of thiol and alkynyl contained SERS re-
porter molecular and its usage in assembly of polydopamine protected bioorthogonal SERS tag for
live cell imaging. Talanta, 2016, 158: 315-321.

[48] Addisu K. D., Hailemeskel B. Z., Mekuria S. L., et al. Bioinspired, manganese-chelated al-

ginate – polydopamine nanomaterials for efficient in vivo T_1 – weighted magnetic resonance imaging. ACS Applied Materials & Interfaces, 2018, 10(6): 5147-5160.

[49] Kircher M. F., de la Zerda A., Jokerst J. V., et al. A brain tumor molecular imaging strategy using a new triple-modality MRI-photoacoustic-Raman nanoparticle. Nature Medicine, 2012, 18(5): 829-834.

[50] Ju K. -Y., Lee J. W., Im G. H., et al. Bio-inspired, melanin-like nanoparticles as a highly efficient contrast agent for T_1-weighted magnetic resonance imaging. Biomacromolecules, 2013, 14(10): 3491-3497.

[51] Huang Z., Lui H., Chen X. K., et al. Raman spectroscopy of in vivo cutaneous melanin. Journal of Biomedical Optics, 2004, 9(6): 1198-1205.

[52] Ju K. -Y., Lee S., Pyo J., et al. Bio-inspired development of a dual-mode nanoprobe for MRI and Raman imaging. Small, 2015, 11(1): 84-89.

[53] Estanqueiro M., Amaral M. H., Conceicao J., et al. Nanotechnological carriers for cancer chemotherapy: the state of the art. Colloids and Surfaces B – Biointerfaces, 2015, 126: 631-648.

[54] Dancey J., Eisenhauer E. A. Current perspectives on camptothecins in cancer treatment. British Journal of Cancer, 1996, 74(3): 327-338.

[55] Slichenmyer W. J., Rowinsky E. K., Donehower R. C., et al. The current status of camptothecin analogues as antitumor agents. Journal of the National Cancer Institute, 1993, 85(4): 271-291.

[56] Muggia F. M., Creaven P. J., Hansen H. H., et al. Phase I clinical trial of weekly and daily treatment with camptothecin (NSC-100880): correlation with preclinical studies. Cancer Chemotherapy Reports, 1972, 56(4): 515-521.

[57] Matsumura Y., Maeda H. A new concept for macromolecular therapeutics in cancer chemotherapy: mechanism of tumoritropic accumulation of proteins and the antitumor agent smancs. Cancer Research, 1986, 46(12): 6387-6392.

[58] Strickley R. G. Solubilizing excipients in oral and injectable formulations. Pharmaceutical Research, 2004, 21(2): 201-230.

[59] Yao X., Panichpisal K., Kurtzman N., et al. Cisplatin nephrotoxicity: a review. The American Journal of the Medical Sciences, 2007, 334(2): 115-124.

[60] Ekborn A., Laurell G., Johnstrom P., et al. D-methionine and cisplatin ototoxicity in the guinea pig: D-methionine influences cisplatin pharmacokinetics. Hearing Research, 2002, 165 (1-2): 53-61.

[61] Gamelin E. C., Danquechin-Dorval E. M., Dumesnil Y. F., et al. Relationship between 5-fluorouracil (5-FU) dose intensity and therapeutic response in patients with advanced colorectal cancer receiving infusional therapy containing 5-FU. Cancer, 1996, 77(3): 441-451.

[62] Sorrentino M. F., Kim J., Foderaro A. E., et al. 5-fluorouracil induced cardiotoxicity: review

of the literature. Cardiology Journal, 2012, 19(5): 453-458.

[63] Weiss R. B. , Donehower R. C. , Wiernik P. H. , et al. Hypersensitivity reactions from taxol. Journal of Clinical Oncology : Official Journal of the American Society of Clinical Oncology, 1990, 8(7): 1263-1268.

[64] Zheng X. , Chen F. , Zhang J. , et al. Silica-assisted incorporation of polydopamine into the framework of porous nanocarriers by a facile one-pot synthesis. Journal of Materials Chemistry B, 2016, 4(14): 2435-2443.

[65] Xue J. , Zheng W. , Wang L. , et al. Scalable fabrication of polydopamine nanotubes based on curcumin crystals. ACS Biomaterials Science & Engineering, 2016, 2(4): 489-493.

[66] Ho C. -C. , Ding S. -J. The pH-controlled nanoparticles size of polydopamine for anti-cancer drug delivery. Journal of Materials Science-Materials in Medicine, 2013, 24(10): 2381-2390.

[67] Chourpa I. , Millot J. -M. , Sockalingum G. D. , et al. Kinetics of lactone hydrolysis in antitumor drugs of camptothecin series as studied by fluorescence spectroscopy. Biochimica et Biophysica Acta-General Subjects, 1998, 1379(3): 353-366.

[68] Fassberg J. , Stella V. J. A kinetic and mechanistic study of the hydrolysis of camptothecin and some analogues. Journal of Pharmaceutical Sciences, 1992, 81(7): 676-684.

[69] Jinno J. -I. , Kamada N. , Miyake M. , et al. Effect of particle size reduction on dissolution and oral absorption of a poorly water-soluble drug, cilostazol, in beagle dogs. Journal of Controlled Release, 2006, 111(1-2): 56-64.

[70] Noguchi Y. , Wu J. , Duncan R. , et al. Early phase tumor accumulation of macromolecules: a great difference in clearance rate between tumor and normal tissues. Cancer Science, 1998, 89 (3): 307-314.

[71] Zhan H. , Jagtiani T. , Liang J. F. A new targeted delivery approach by functionalizing drug nanocrystals through polydopamine coating. European Journal of Pharmaceutics and Biopharmaceutics, 2017, 114: 221-229.

[72] Xiong W. , Peng L. , Chen H. , et al. Surface modification of MPEG-b-PCL-based nanoparticles via oxidative self-polymerization of dopamine for malignant melanoma therapy. International Journal of Nanomedicine, 2015, 10: 2985-2996.

[73] Soundararajan S. , Chen W. , Spicer E. K. , et al. The nucleolin targeting aptamer AS1411 destabilizes Bcl-2 messenger RNA in human breast cancer cells. Cancer Research, 2008, 68(7): 2358-2365.

[74] Kim J. K. , Choi K. -J. , Lee M. , et al. Molecular imaging of a cancer-targeting theragnostics probe using a nucleolin aptamer-and microRNA-221 molecular beacon-conjugated nanoparticle. Biomaterials, 2012, 33(1): 207-217.

[75] Li L. L. , Yin Q. , Cheng J. , et al. Polyvalent mesoporous silica nanoparticle - aptamer bioconjugates target breast cancer cells. Advanced Healthcare Materials, 2012, 1(5): 567-572.

[76] Zhou W. , Zhou Y. , Wu J. , et al. Aptamer-nanoparticle bioconjugates enhance intracellular

delivery of vinorelbine to breast cancer cells. Journal of Drug Targeting, 2014, 22(1): 57-66.

[77] Xing H. , Tang L. , Yang X. , et al. Selective delivery of an anticancer drug with aptamer-functionalized liposomes to breast cancer cells in vitro and in vivo. Journal of Materials Chemistry B, 2013, 1(39): 5288-5297.

[78] Keefe A. D. , Pai S. , Ellington A. Aptamers as therapeutics. Nature Reviews DrugDiscovery, 2010, 9(7): 537-550.

[79] Tao W. , Zeng X. , Wu J. , et al. Polydopamine - based surface modification of novel nanoparticle-aptamer bioconjugates for in vivo breast cancer targeting and enhanced therapeutic effects. Theranostics, 2016, 6(4): 470-484.

[80] Xu G. , Yu X. , Zhang J. , et al. Robust aptamer-polydopamine-functionalized M-PLGA-TPGS nanoparticles for targeted delivery of docetaxel and enhanced cervical cancer therapy. International Journal of Nanomedicine, 2016, 11: 2953-2965.

[81] Cheng F. -F. , Zhang J. -J. , Xu F. , et al. pH-sensitive polydopamine nanocapsules for cell imaging and drug delivery based on folate receptor targeting. Journal of Biomedical Nanotechnology, 2013, 9(7): 1155-1163.

[82] Lin Q. , Huang X. , Tang J. , et al. Environmentally friendly, one-pot synthesis of folic acid-decorated graphene oxide-based drug delivery system. Journal of Nanoparticle Research, 2013, 15(12): 2144.

[83] Hashemi-Moghaddam H. , Kazemi-Bagsangani S. , Jamili M. , et al. Evaluation of magnetic nanoparticles coated by 5-fluorouracil imprinted polymer for controlled drug delivery in mouse breast cancer model. International Journal of pharmaceutics, 2016, 497(1-2): 228-238.

[84] Zavareh S. , Mahdi M. , Erfanian S. , et al. Synthesis of polydopamine as a new and biocompatible coating of magnetic nanoparticles for delivery of doxorubicin in mouse breast adenocarcinoma. Cancer Chemotherapy and Pharmacology, 2016, 78(5): 1073-1084.

[85] Zhu D. , Tao W. , Zhang H. , et al. Docetaxel (DTX)-loaded polydopamine-modified TPGS-PLA nanoparticles as a targeted drug delivery system fore the treatment of liver cancer. Acta Biomaterialia, 2016, 30: 144-154.

[86] Li W. -Q. , Wang Z. , Hao S. , et al. Mitochondria-targeting polydopamine nanoparticles to deliver doxorubicin for overcoming drug resistance. ACS Applied Materials & Interfaces, 2017, 9(20): 16794-16803.

[87] Hu J. , Zhang X. , Wen Z. , et al. Asn-Gly-Arg-modified polydopamine-coatednanoparticles for dual-targeting therapy of brain glioma in rats. Oncotarget, 2016, 7(45): 73681-73696.

[88] 林松, 张志斌, 张琨, 等. 智能药物释放体系的应用及研究进展. 国际药学研究杂志, 2008, 35(4): 271-274.

[89] 戴亚妮, 李平, 王爱勤. 智能高分子材料在智能给药系统中的应用. 化学进展, 2007, 19(2): 362-369.

[90] Jia Y. , Li J. Molecular assembly of Schiff Base interactions: construction and application.

Chemical Reviews, 2015, 115(3): 1597-1621.

[91] GhavamiNejad A. , Sasikala A. R. K. , Unnithan A. R. , et al. Mussel–inspired electrospun smart magnetic nanofibers for hyperthermic chemotherapy. Advanced Functional Materials, 2015, 25(19): 2867-2875.

[92] Sasikala A. R. K. , GhavamiNejad A. , Unnithan A. R. , et al. A smart magnetic nanoplatform for synergistic anticancer therapy: manoeuvring mussel – inspired functional magnetic nanoparticles for pH responsive anticancer drug delivery and hyperthermia. Nanoscale, 2015, 7 (43): 18119-18128.

[93] Song S. , Zhu W. , Long C. , et al. Polydopamine–functionalized superparamagnetic magnetite nanocrystal clusters–rapid magnetic response and efficient antitumor drug carriers. European Journal of Inorganic Chemistry, 2016, (1): 148-153.

[94] Zheng Q. , Lin T. , Wu H. , et al. Mussel–inspired polydopamine coated mesoporous silica nanoparticles as pH–sensitive nanocarriers for controlled release. International Journal of Pharmaceutics, 2014, 463(1): 22-26.

[95] Chang D. , Gao Y. , Wang L. , et al. Polydopamine–based surface modification of mesoporous silica nanoparticles as pH–sensitive drug delivery vehicles for cancer therapy. Journal of Colloid and Interface Science, 2016, 463: 279-287.

[96] Cheng W. , Liang C. , Xu L. , et al. TPGS–functionalized polydopamine–modified mesoporous silica as drug nanocarriers for enhanced lung cancer chemotherapy against multidrug resistance. Small, 2017. 13(29): 1700623

[97] Li H. , Jia Y. , Wang A. , et al. Self–assembly of hierarchical nanostructures from dopamine and polyoxometalate for oral drug delivery. Chemistry–A EuropeanJournal, 2014, 20(2): 499-504.

[98] Cui J. , Yan Y. , Such G. K. , et al. Immobilization and intracellular delivery of an anticancer drug using mussel – inspired polydopamine capsules. Biomacromolecules, 2012, 13 (8): 2225-2228.

[99] Amoozgar Z. , Wang L. , Brandstoetter T. , et al. Dual–layer surface coating of PLGA–based nanoparticles provides slow–release drug delivery to achieve metronomic therapy in a paclitaxel–resistant murine ovarian cancer model. Biomacromolecules, 2014, 15(11): 4187-4194.

[100] Abouelmagd S. A. , Ku Y. J. , Yeo Y. Low molecular weight chitosan–coated polymeric nanoparticles for sustained and pH – sensitive delivery of paclitaxel. Journal of Drug Targeting, 2015, 23(7-8): 725-735.

[101] Zong W. , Hu Y. , Su Y. , et al. Polydopamine–coated liposomes as pH–sensitive anticancer drug carriers. Journal of Microencapsulation, 2016, 33(3): 257-262.

[102] Li J. , Wang W. , Zhao L. , et al. Hydroquinone–assisted synthesis of branched Au–Ag nanoparticles with polydopamine coating as highly efficient photothermal agents. ACS Applied Materials & Interfaces, 2015, 7(21): 11613-11623.

[103] Black K. C. L. , Yi J. , Rivera J. G. , et al. Polydopamine–enabled surface functionalization

of gold nanorods for cancer cell - targeted imaging and photothermal therapy. Nanomedicine, 2013, 8(1): 17–28.

[104] Zelasko-Leon D. C. , Fuentes C. M. , Messersmith P. B. MUC1-targeted cancer cell photothermal ablation using bioinspired gold nanorods. Plos One, 2015, 10(7): 0128756.

[105] Tian Y. , Shen S. , Feng J. , et al. Mussel-inspired gold hollow superparticles for photothermal therapy. Advanced Healthcare Materials, 2015, 4(7): 1009–1014.

[106] Song J. , Hu H. , Jian C. , et al. New generation of gold nanoshell-coated esophageal stent: preparation and biomedical applications. ACS Applied Materials & Interfaces, 2016, 8(41): 27523–27529.

[107] Liu Y. , Ai K. , Liu J. , et al. Dopamine - melanin colloidal nanospheres: an efficient near - infrared photothermal therapeutic agent for in vivo cancer therapy. Advanced Materials, 2013, 25(9): 1353–1359.

[108] Ding W. , Chechetka S. A. , Masuda M. , et al. Lipid nanotube tailored fabrication of uniquely shaped polydopamine nanofibers as photothermal converters. Chemistry-A European Journal, 2016, 22(13): 4345–4350.

[109] Yu J. , Lin Y. -H. , Yang L. , et al. Improved anticancer photothermal therapy using the bystander effect enhanced by antiarrhythmic peptide conjugated dopamine-modified reduced graphene oxide nanocomposite. Advanced Healthcare Materials, 2017, 6(2): 1600804.

[110] Zheng R. , Wang S. , Tian Y. , et al. Polydopamine-coated magnetic composite particles with an enhanced photothermal effect. ACS Applied Materials & Interfaces, 2015, 7(29): 15876–15884.

[111] Kim S. H. , Sharker S. M. , Lee H. , et al. Photothermal conversion upon near-infrared irradiation of fluorescent carbon nanoparticles formed from carbonized polydopamine. RSC Advances, 2016, 6(66): 61482–61491.

[112] Li Y. , Zhang X. , Zheng M. , et al. Dopamine carbon nanodots as effective photothermal agents for cancer therapy. RSC Advances, 2016, 6(59): 54087–54091.

[113] Greco F. , Vicent M. J. Combination therapy: opportunities and challenges for polymer-drug conjugates as anticancer nanomedicines. Advanced Drug Delivery Reviews, 2009, 61(13): 1203–1213.

[114] Hu C. -M. J. , Zhang L. Nanoparticle-based combination therapy toward overcoming drug resistance in cancer. Biochemical Pharmacology, 2012, 83(8): 1104–1111.

[115] Kim J. , Kim J. , Jeong C. , et al. Synergistic nanomedicine by combined gene and photothermal therapy. Advanced Drug Delivery Reviews, 2016, 98: 99–112.

[116] Eldar-Boock A. , Polyak D. , Scomparin A. , et al. Nano-sized polymers and liposomes designed to deliver combination therapy for cancer. Current Opinion in Biotechnology, 2013, 24(4): 682–689.

[117] Kim K. , Oh K. S. , Park D. Y. , et al. Doxorubicin/gold-loaded core/shell nanoparticles for

combination therapy to treat cancer through the enhanced tumortargeting. Journal of Controlled Release, 2016, 228: 141-149.

[118] Ding Y. , Su S. , Zhang R. , et al. Precision combination therapy for triple negative breast cancer via biomimetic polydopamine polymer core-shell nanostructures. Biomaterials, 2017, 113: 243-252.

[119] Wu X. , Zhou L. , Su Y. , et al. A polypeptide micelle template method to prepare polydopamine composite nanoparticles for synergistic photothermal-chemotherapy. Polymer Chemistry, 2016, 7(35): 5552-5562.

[120] Zhu Z. , Su M. Polydopamine nanoparticles for combined chemo- and photothermal cancer therapy. Nanomaterials, 2017, 7(7): 160.

[121] Wang X. Y. , Zhang J. S. , Wang Y. T. , et al. Multi-responsive photothermal-chemotherapy with drug-loaded melanin-like nanoparticles for synergetic tumor ablation. Biomaterials, 2016, 81: 114-124.

[122] Gao Y. , Wu X. , Zhou L. , et al. A sweet polydopamine nanoplatform for synergistic combination of targeted chemo-photothermal therapy. Macromolecular Rapid Communications, 2015, 36(10): 916-922.

[123] Shao L. , Zhang R. , Lu J. , et al. Mesoporous silica coated polydopamine functionalized reduced graphene oxide for synergistic targeted chemo-photothermal therapy. ACS Applied Materials & Interfaces, 2017, 9(2): 1226-1236.

[124] Wang F. , Sun Q. , Feng B. , et al. Polydopamine-functionalized graphene oxide loaded with gold nanostars and doxorubicin for combined photothermal and chemotherapy of metastatic breast cancer. Advanced Healthcare Materials, 2016, 5(17): 2227-2236.

[125] Zhang R. , Su S. , Hu K. , et al. Smart micelle@ polydopamine core-shell nanoparticles for highly effective chemo-photothermal combination therapy. Nanoscale, 2015, 7 (46): 19722-19731.

[126] GhavamiNejad A. , SamariKhalaj M. , Aguilar L. E. , et al. pH/NIR light-controlled multidrug release via a mussel-inspired nanocomposite hydrogel for chemo-photothermal cancer therapy. Scientific Reports, 2016, 6: 33594.

[127] Wang C. , Bai J. , Liu Y. , et al. Polydopamine coated selenide molybdenum: a newphotothermal nanocarrier for highly effective chemo-photothermal synergistic therapy. ACS Biomaterials Science & Engineering, 2016, 2(11): 2011-2017.

[128] Li Z. , Hu Y. , Jiang T. , et al. Human-serum-albumin-coated prussian blue nanoparticles as pH-/thermotriggered drug-delivery vehicles for cancer thermochemotherapy. Particle & Particle Systems Characterization, 2016, 33(1): 53-62.

[129] Xiang S. , Wang D. , Zhang K. , et al. Chelation competition induced polymerization (CCIP): construction of integrated hollow polydopamine nanocontainers with tailorable functionalities. Chemical Communications, 2016, 52(66): 10155-10158.

[130] Gao L. , Fei J. , Zhao J. , et al. Hypocrellin–loaded gold nanocages with high two–photon efficiency for photothermal/photodynamic cancer therapy in vitro. ACS Nano, 2012, 6 (9): 8030–8040.

[131] Yang X. , Fei J. , Li Q. , et al. Covalently assembled dipeptide nanospheres as intrinsic photosensitizers for efficient photodynamic therapy in vitro. Chemistry–A European Journal, 2016, 22(19): 6477–6481.

[132] Ge J. , Lan M. , Zhou B. , et al. A graphene quantum dot photodynamic therapy agent with high singlet oxygen generation. Nature Communications, 2014, 5: 4596.

[133] Zhang D. , Wu M. , Zeng Y. , et al. Chlorin e6 conjugated poly (dopamine) nanospheres as PDT/PTT dual–modal therapeutic agents for enhanced cancer therapy. ACS Applied Materials & Interfaces, 2015, 7(15): 8176–8187.

[134] Wang S. , Zhao X. , Wang S. , et al. Biologically inspired polydopamine capped gold nanorods for drug delivery and light–mediated cancer therapy. ACS Applied Materials & Interfaces, 2016, 8(37): 24368–24384.

[135] Kumar A. , Kumar S. , Rhim W. –K. , et al. Oxidative nanopeeling chemistry–based synthesis and photodynamic and photothermal therapeutic applications of plasmonic core–petal nanostructures. Journal of the American Chemical Society, 2014, 136(46): 16317–16325.

[136] Hu Z. , Zhao F. , Wang Y. , et al. Facile fabrication of a C_{60}–polydopamine–graphene nanohybrid for single light induced photothermal and photodynamic therapy. Chemical Communications, 2014, 50(74): 10815–10818.

[137] Bulte J. W. M. In vivo MRI cell tracking: clinical studies. American Journal of Roentgenology, 2009, 193(2): 314–325.

[138] Wu M. , Zhang D. , Zeng Y. , et al. Nanocluster of superparamagnetic iron oxide nanoparticles coated with poly (dopamine) for magnetic field – targeting, highly sensitive MRI and photothermal cancer therapy. Nanotechnology, 2015, 26(11): 115102.

[139] Wu M. , Wang Q. , Zhang D. , et al. Magnetite nanocluster@ poly (dopamine)–PEG@ indocyanine green nanobead with magnetic field–targeting enhanced MR imaging and photothermal therapy in vivo. Colloids and Surfaces B–Biointerfaces, 2016, 141: 467–475.

[140] Park J. , Kadasala N. R. , Abouelmagd S. A. , et al. Polymer–iron oxide composite nanoparticles for EPR–independent drug delivery. Biomaterials, 2016, 101: 285–295.

[141] Wang S. , Lin Q. , Chen J. , et al. Biocompatible polydopamine–encapsulated gadolinium–loaded carbon nanotubes for MRI and color mapping guided photothermal dissection of tumor metastasis. Carbon, 2017, 112: 53–62.

[142] Nafiujjaman M. , Nurunnabi M. , Kang S. –h. , et al. Ternary graphene quantum dot–polydopamine–Mn_3O_4 nanoparticles for optical imaging guided photodynamic therapy and T_1–weighted magnetic resonance imaging. Journal of Materials Chemistry B, 2015, 3(28): 5815–5823.

[143] Ding X. , Liu J. , Li J. , et al. Polydopamine coated manganese oxide nanoparticles with ultra-

high relaxivity as nanotheranostic agents for magnetic resonance imaging guided synergetic chemo-/photothermal therapy. Chemical Science, 2016, 7(11): 6695–6700.

[144] Liu T. , Li S. , Liu Y. , et al. Mn-complex modified NaDyF$_4$: Yb@ NaLuF$_4$: Yb, Er@ polydopamine core-shell nanocomposites for multifunctional imaging-guided photothermal therapy. Journal of Materials Chemistry B, 2016, 4(15): 2697–2705.

[145] Liu F. , He X. , Zhang J. , et al. Controllable synthesis of polydopamine nanoparticles in microemulsions with pH-activatable properties for cancer detection and treatment. Journal of Materials Chemistry B, 2015, 3(33): 6731–6739.

[146] Cho S. , Park W. , Kim D. -H. Silica-coated metal chelating-melanin nanoparticles as a dual-modal contrast enhancement imaging and therapeutic agent. ACS Applied Materials & Interfaces, 2017, 9(1): 101–111.

[147] Chen Y. , Ai K. , Liu J. , et al. Polydopamine-based coordination nanocomplex for T_1/T_2 dual mode magnetic resonance imaging - guided chemo - photothermal synergistic therapy. Biomaterials, 2016, 77: 198–206.

[148] Dong Z. , Gong H. , Gao M. , et al. Polydopamine nanoparticles as a versatile molecular loading platform to enable imaging-guided cancer combination therapy. Theranostics, 2016, 6(7): 1031–1042.

[149] Li C. , Liu Z. , Yao P. Gold nanoparticles coated with a polydopamine layer and dextran brush surface for diagnosis and highly efficient photothermal therapy of tumors. RSC Advances, 2016, 6(39): 33083–33091.

[150] Zeng Y. , Zhang D. , Wu M. , et al. Lipid-AuNPs@ PDA nanohybrid for MRI/CT imaging and photothermal therapy of hepatocellular carcinoma. ACS Applied Materials & Interfaces, 2014, 6(16): 14266–14277.

[151] Li D. , Zhang Y. , Wen S. , et al. Construction of polydopamine-coated gold nanostars for CT imaging and enhanced photothermal therapy of tumors: an innovative theranostic strategy. Journal of Materials Chemistry B, 2016, 4(23): 4216–4226.

[152] Li Z. , Hu Y. , Howard K. A. , et al. Multifunctional bismuth selenide nanocomposites for antitumor thermo-chemotherapy and imaging. ACS Nano, 2016, 10(1): 984–997.

[153] Hu D. , Liu C. , Song L. , et al. Indocyanine green - loaded polydopamine - iron ions coordination nanoparticles for photoacoustic/magnetic resonance dual - modal imaging-guided cancer photothermal therapy. Nanoscale, 2016, 8(39): 17150–17158.

[154] Hu D. , Zhang J. , Gao G. , et al. Indocyanine green-loaded polydopamine-reduced graphene oxide nanocomposites with amplifying photoacoustic and photothermal effects for cancer theranostics. Theranostics, 2016, 6(7): 1043–1052.

[155] Zhang L. , Su H. , Cai J. , et al. A multifunctional platform for tumor angiogenesis-targeted chemo-thermal therapy using polydopamine-coated gold nanorods. ACS Nano, 2016, 10(11): 10404–10417.

[156] Lin L. -S. , Cong Z. -X. , Cao J. -B. , et al. Multifunctional Fe_3O_4@ polydopamine core-shell nanocomposites for intracellular mRNA detection and imaging-guided photothermal therapy. ACS Nano, 2014, 8(4): 3876-3883.

[157] Li Y. , Jiang C. , Zhang D. , et al. Targeted polydopamine nanoparticles enable photoacoustic imaging guided chemo-photothermal synergistic therapy of tumor. Acta Biomaterialia, 2017, 47: 124-134.

[158] Dong Z. , Feng L. , Hao Y. , et al. Synthesis of hollow biomineralized $CaCO_3$-polydopamine nanoparticles for multimodal imaging-guided cancer photodynamic therapy with reduced skin photosensitivity. Journal of the American Chemical Society, 2018, 140(6): 2165-2178.

[159] Achilefu S. Lighting up tumors with receptor-specific optical molecular probes. Technology in Cancer Research & Treatment, 2004, 3(4): 393-409.

[160] Shu X. K. , Royant A. , Lin M. Z. , et al. Mammalian expression of infrared fluorescent proteins engineered from a bacterial phytochrome. Science, 2009, 324(5928): 804-807.

[161] Du B. , Gu X. , Zhao W. , et al. Hybrid of gold nanostar and indocyanine green for targeted imaging-guided diagnosis and phototherapy using low-density laser irradiation. Journal of Materials Chemistry B, 2016, 4(35): 5842-5849.

[162] Li N. , Li T. , Hu C. , et al. Targeted near-infrared fluorescent turn-on nanoprobe for activatable imaging and effective phototherapy of cancer cells. ACS Applied Materials & Interfaces, 2016, 8(24): 15013-15023.

[163] Sharker S. M. , Kang E. B. , Shin C. -I. , et al. Near-infrared-active and pH-responsive fluorescent polymer-integrated hybrid graphene oxide nanoparticles for the detection and treatment of cancer. Journal of Applied Polymer Science, 2016, 133(32): 43791.

[164] Liu F. , He X. , Lei Z. , et al. Facile preparation of doxorubicin-loaded upconversion@ polydopamine nanoplatforms for simultaneous in vivo multimodality imaging and chemophotothermal synergistic therapy. Advanced Healthcare Materials, 2015, 4(4): 559-568.

[165] Liu B. , Li C. , Xing B. , et al. Multifunctional UCNPs@ PDA-ICG nanocomposites for upconversion imaging and combined photothermal/photodynamic therapy with enhanced antitumor efficacy. Journal of Materials Chemistry B, 2016, 4(28): 4884-4894.

[166] Zhong X. , Yang K. , Dong Z. , et al. Polydopamine as a biocompatible multifunctional nanocarrier for combined radioisotope therapy and chemotherapy of cancer. Advanced Functional Materials, 2015, 25(47): 7327-7336.

[167] Zhao H. , Chao Y. , Liu J. , et al. Polydopamine coated single-walled carbon nanotubes as a versatile platform with radionuclide labeling for multimodal tumor imaging and therapy. Theranostics, 2016, 6(11): 1833-1843.

[168] Xi J. , Qian X. , Qian K. , et al. Au nanoparticle-coated, PLGA-based hybrid capsules for combined ultrasound imaging and HIFU therapy. Journal of Materials Chemistry B, 2015, 3(20): 4213-4220.

[169] Toh W. S. , Loh X. J. Advances in hydrogel delivery systems for tissue regeneration. Materials Science & Engineering C−Materials for Biological Applications, 2014, 45: 690−697.

[170] Rim N. G. , Shin C. S. , Shin H. Current approaches to electrospun nanofibers for tissue engineering. Biomedical Materials, 2013, 8(1): 014102.

[171] Elsner J. J. , Kraitzer A. , Grinberg O. , et al. Highly porous drug−eluting structures: from wound dressings to stents and scaffolds for tissue regeneration. Biomatter, 2012, 2(4): 239−270.

[172] Malafaya P. B. , Silva G. A. , Reis R. L. Natural−origin polymers as carriers andscaffolds for biomolecules and cell delivery in tissue engineering applications. Advanced Drug Delivery Reviews, 2007, 59(4−5): 207−233.

[173] Lutolf M. P. , Hubbell J. A. Synthetic biomaterials as instructive extracellular microenvironments for morphogenesis in tissue engineering. Nature Biotechnology, 2005, 23(1): 47−55.

[174] Place E. S. , George J. H. , Williams C. K. , et al. Synthetic polymer scaffolds for tissue engineering. Chemical Society Reviews, 2009, 38(4): 1139−1151.

[175] Perikamana S. K. M. , Lee J. , Lee Y. B. , et al. Materials from mussel−inspired chemistry for cell and tissue engineering applications. Biomacromolecules, 2015, 16(9): 2541−2555.

[176] Lee H. , Dellatore S. M. , Miller W. M. , et al. Mussel−inspired surface chemistry for multifunctional coatings. Science, 2007, 318(5849): 426−430.

[177] Ku S. H. , Park C. B. Human endothelial cell growth on mussel−inspired nanofiber scaffold for vascular tissue engineering. Biomaterials, 2010, 31(36): 9431−9437.

[178] Bhang S. H. , Kwon S. −H. , Lee S. , et al. Enhanced neuronal differentiation of pheochromocytoma 12 cells on polydopamine − modified surface. Biochemical and Biophysical Research Communications, 2013, 430(4): 1294−1300.

[179] Tsai W. −B. , Chen W. −T. , Chien H. −W. , et al. Poly(dopamine) coating of scaffolds for articular cartilage tissue engineering. Acta Biomaterialia, 2011, 7(12): 4187−4194.

[180] Shin Y. M. , Lee Y. B. , Shin H. Time−dependent mussel−inspired functionalization of poly (L−lactide−co−epsilon−caprolactone) substrates for tunable cell behaviors. Colloids and Surfaces B−Biointerfaces, 2011, 87(1): 79−87.

[181] Ku S. H. , Ryu J. , Hong S. K. , et al. General functionalization route for cell adhesion on non−wetting surfaces. Biomaterials, 2010, 31(9): 2535−2541.

[182] Lee J. −H. , Lee Y. J. , Cho H. −J. , et al. Guidance of in vitro migration of human mesenchymal stem cells and in vivo guided bone regeneration using aligned electrospun fibers. Tissue Engineering Part A, 2014, 20(15−16): 2031−2042.

[183] Rim N. G. , Kim S. J. , Shin Y. M. , et al. Mussel−inspired surface modification ofpoly(L−lactide) electrospun fibers for modulation of osteogenic differentiation of human mesenchymal stem cells. Colloids and Surfaces B−Biointerfaces, 2012, 91: 189−197.

[184] Shin Y. M. , Park H. , Shin H. Enhancement of cardiac myoblast responses onto electrospun

PLCL fibrous matrices coated with polydopamine for gelatin immobilization. Macromolecular Research, 2011, 19(8): 835-842.

[185] Shin Y. M. , Jun I. , Lim Y. -M. , et al. Bio-inspired immobilization of cell-adhesive ligands on electrospun nanofibrous patches for cell delivery. Macromolecular Materials and Engineering, 2013, 298(5): 555-564.

[186] Xie J. , Zhong S. , Ma B. , et al. Controlled biomineralization of electrospun poly(epsilon-caprolactone) fibers to enhance their mechanical properties. Acta Biomaterialia, 2013, 9(3): 5698-5707.

[187] Jo S. , Kang S. M. , Park S. A. , et al. Enhanced adhesion of preosteoblasts inside 3D PCL scaffolds by polydopamine coating and mineralization. Macromolecular Bioscience, 2013, 13 (10): 1389-1395.

[188] Yan P. , Wang J. , Wang L. , et al. The in vitro biomineralization and cytocompatibility of polydopamine coated carbon nanotubes. Applied Surface Science, 2011, 257 (11): 4849-4855.

[189] Jun D. -R. , Moon S. -K. , Choi S. -W. Uniform polydimethylsiloxane beads coated with polydopamine and their potential biomedical applications. Colloids and Surfaces B - Biointerfaces, 2014, 121: 395-399.

[190] Vanderleyden E. , Van Bael S. , Chai Y. C. , et al. Gelatin functionalised porous titanium alloy implants for orthopaedic applications. Materials Science & Engineering C-Materials for Biological Applications, 2014, 42: 396-404.

[191] Lee Y. B. , Shin Y. M. , Lee J. -h. , et al. Polydopamine-mediated immobilization of multiple bioactive molecules for the development of functional vascular graft materials. Biomaterials, 2012, 33(33): 8343-8352.

[192] Yang K. , Lee J. S. , Kim J. , et al. Polydopamine-mediated surface modification of scaffold materials for human neural stem cell engineering. Biomaterials, 2012, 33(29): 6952-6964.

[193] Yu X. , Walsh J. , Wei M. Covalent immobilization of collagen on titanium through polydopamine coating to improve cellular performances of MC3T3-E1 cells. RSC Advances, 2014, 4 (14): 7185-7192.

[194] Peng R. , Yao X. , Ding J. Effect of cell anisotropy on differentiation of stem cells on micropatterned surfaces through the controlled single cell adhesion. Biomaterials, 2011, 32 (32): 8048-8057.

[195] Tseng Q. , Duchemin-Pelletier E. , Deshiere A. , et al. Spatial organization of the extracellular matrix regulates cell-cell junction positioning. Proceedings of the National Academy of Sciences of the United States of America, 2012, 109(5): 1506-1511.

[196] Chollet C. , Lazare S. , Guillemot F. , et al. Impact of RGD micro-patterns on cell adhesion. Colloids and Surfaces B: Biointerfaces, 2010, 75(1): 107-114.

[197] Sun K. , Xie Y. , Ye D. , et al. Mussel-inspired anchoring for patterning cells using polydo-

pamine. Langmuir, 2012, 28(4): 2131-2136.

[198] Chien H. -W. , Kuo W. -H. , Wang M. -J. , et al Tunable micropatterned substrates based on poly(dopamine) deposition via microcontact printing. Langmuir, 2012, 28(13): 5775-5782.

[199] Beckwith K. M. , Sikorski P. Patterned cell arrays and patterned co-cultures on polydopamine-modified poly(vinyl alcohol) hydrogels. Biofabrication, 2013, 5(4): 045009.

[200] Kim M. , Song K. H. , Doh J. PDMS bonding to a bio-friendly photoresist via self-polymerized poly(dopamine) adhesive for complex protein micropatterning inside microfluidic channels. Colloids and Surfaces B-Biointerfaces, 2013, 112: 134-138.

[201] Sun K. , Song L. , Xie Y. , et al. Using self-polymerized dopamine to modify the antifouling property of oligo(ethylene glycol) self-assembled monolayers and its application in cell patterning. Langmuir, 2011, 27(10): 5709-5712.

[202] Ku S. H. , Lee J. S. , Park C. B. Spatial control of cell adhesion and patterning through mussel-inspired surface modification by polydopamine. Langmuir, 2010, 26(19): 15104-15108.

[203] Luo R. , Tang L. , Wang J. , et al. Improved immobilization of biomolecules to quinone-rich polydopamine for efficient surface functionalization. Colloids and Surfaces B-Biointerfaces, 2013, 106: 66-73.

[204] Oliveira Rodrigues M. C. , Voltarelli J. , Sanberg P. R. , et al. Recent progress in cell therapy for basal ganglia disorders with emphasis on menstrual blood transplantation in stroke. Neuroscience and Biobehavioral Reviews, 2012, 36(1): 177-190.

[205] Kang K. , Choi I. S. , Nam Y. A biofunctionalization scheme for neural interfaces using polydopamine polymer. Biomaterials, 2011, 32(27): 6374-6380.

[206] van der Westen R. , Hosta-Rigau L. , Sutherland D. S. , et al. Myoblast cell interaction with polydopamine coated liposomes. Biointerphases, 2012, 7(1-4): 8.

[207] Lynge M. E. , Ogaki R. , Laursen A. O. , et al. Polydopamine/liposome coatings and their interaction with myoblast cells. ACS Applied Materials & Interfaces, 2011, 3(6): 2142-2147.

[208] Zhang Y. , Panneerselvam K. , Ogaki R. , et al. Assembly of poly(dopamine)/poly(N-isopropylacrylamide) mixed films and their temperature-dependent interaction with proteins, liposomes, and cells. Langmuir, 2013, 29(32): 10213-10222.

[209] Ku S. H. , Park C. B. Combined effect of mussel-inspired surface modification and topographical cues on the behavior of skeletal myoblasts. Advanced Healthcare Materials, 2013, 2(11): 1445-1450.

[210] Musumeci G. , Castrogiovanni P. , Leonardi R. , et al. New perspectives for articular cartilage repair treatment through tissue engineering: a contemporary review. World Journal of Orthopedics, 2014, 5(2): 80-88.

[211] Cai Y. , Li J. , Poh C. K. , et al. Collagen grafted 3D polycaprolactone scaffolds for enhanced cartilage regeneration. Journal of Materials Chemistry B, 2013, 1(43): 5971-5976.

[212] Tsai W. -B. , Chen W. -T. , Chien H. -W. , et al. Poly(dopamine) coating tobiodegradable

polymers for bone tissue engineering. Journal of Biomaterials Applications, 2014, 28(6): 837-848.

[213] Ryu J. , Ku S. H. , Lee H. , et al. Mussel-inspired polydopamine coating as a universal route to hydroxyapatite crystallization. Advanced Functional Materials, 2010, 20(13): 2132-2139.

[214] Cai Y. , Wang X. , Poh C. K. , et al. Accelerated bone growth in vitro by the conjugation of BMP2 peptide with hydroxyapatite on titanium alloy. Colloids and Surfaces B-Biointerfaces, 2014, 116: 681-686.

[215] Pan H. , Zheng Q. , Yang S. , et al. Effects of functionalization of PLGA-[Asp-PEG]$_n$ copolymer surfaces with Arg-Gly-Asp peptides, hydroxyapatite nanoparticles, and BMP-2-derived peptides on cell behavior in vitro. Journal of Biomedical Materials Research Part A, 2014, 102 (12): 4526-4535.

[216] Lee Y. J. , Lee J. -H. , Cho H. -J. , et al. Electrospun fibers immobilized with bone forming peptide-1 derived from BMP7 for guided bone regeneration. Biomaterials, 2013, 34(21): 5059-5069.

[217] Ko E. , Yang K. , Shin J. , et al. Polydopamine-assisted osteoinductive peptide immobilization of polymer scaffolds for enhanced bone regeneration by human adipose-derived stem cells. Biomacromolecules, 2013, 14(9): 3202-3213.

[218] Cho H. J. , Perikamana S. K. M. , Lee J. H. , et al. Effective immobilization of BMP-2 mediated by polydopamine coating on biodegradable nanofibers for enhanced in vivo bone formation. ACS Applied Materials & Interfaces, 2014, 6(14): 11225-11235.

[219] Chen Q. , Cai Q. , Li Y. , et al. Effect on push-out bond strength of glass-fiber posts functionalized with polydopamine using different adhesives. Journal of Adhesive Dentistry, 2014, 16 (2): 177-184.

[220] Zhou Y. -Z. , Cao Y. , Liu W. , et al. Polydopamine-induced tooth remineralization. ACS Applied Materials & Interfaces, 2012, 4(12): 6900-6909.

[221] Milović N. M. , Wang J. , Lewis K. , et al. Immobilized N - alkylated polyethylenimine avidly kills bacteria by rupturing cell membranes with noresistance developed. Biotechnology and Bioengineering, 2005, 90(6): 715-722.

[222] Karkhanechi H. , Takagi R. , Matsuyama H. Biofouling resistance of reverse osmosis membrane modified with polydopamine. Desalination, 2014, 336: 87-96.

[223] Su L. , Yu Y. , Zhao Y. , et al. Strong antibacterial polydopamine coatings prepared by a shaking-assisted method. Scientific Reports, 2016, 6: 24420.

[224] Patel K. , Singh N. , Yadav J. , et al. Polydopamine films change their physicochemical and antimicrobial properties with a change in reaction conditions. Physical Chemistry Chemical Physics, 2018, 20(8): 5744-5755.

[225] Iqbal Z. , Lai E. P. C. , Avis T. J. Antimicrobial effect of polydopamine coating on Escherichia coli. Journal of Materials Chemistry, 2012, 22(40): 21608-21612.

[226] Dong Y. , Liu T. , Sun S. , et al. Preparation and characterization of SiO_2/polydopamine/Ag nanocomposites with long-term antibacterial activity. Ceramics International, 2014, 40(4): 5605-5609.

[227] Lu Z. , Xiao J. , Wang Y. , et al. In situ synthesis of silver nanoparticles uniformly distributed on polydopamine-coated silk fibers for antibacterial application. Journal of Colloid and Interface Science, 2015, 452: 8-14.

[228] Kung M. -L. , Lin P. -Y. , Peng S. -W. , et al. Biomimetic polymer-based Ag nanocomposites as a antimicrobial platform. Applied Materials Today, 2016, 4: 31-39.

[229] Wu J. , Yu C. , Li Q. Novel regenerable antimicrobial nanocomposite membranes: effect of silver loading and valence state. Journal of Membrane Science, 2017, 531: 68-76.

[230] Krishnaraj C. , Jagan E. , Rajasekar S. , et al. Synthesis of silver nanoparticles using Acalypha indica leaf extracts and its antibacterial activity against water borne pathogens. Colloids and Surfaces B: Biointerfaces, 2010, 76(1): 50-56.

[231] Zargar M. , Hamid A. A. , Bakar F. A. , et al. Green synthesis and antibacterial effect of silver nanoparticles using Vitex negundo L. Molecules, 2011, 16(8): 6667-6676.

[232] Luo H. , Gu C. , Zheng W. , et al. Facile synthesis of novel size-controlledantibacterial hybrid spheres using silver nanoparticles loaded with poly-dopamine spheres. RSC Advances, 2015, 5 (18): 13470-13477.

[233] Song Y. , Jiang H. , Wang B. , et al. Silver-incorporated mussel-inspired polydopamine coatings on mesoporous silica as an efficient nanocatalyst and antimicrobial agent. ACS Applied Materials & Interfaces, 2018, 10(2): 1792-1801.

[234] Sureshkumar M. , Siswanto D. Y. , Lee C. -K. Magnetic antimicrobial nanocomposite based on bacterial cellulose and silver nanoparticles. Journal of Materials Chemistry, 2010, 20(33): 6948-6955.

[235] Gaminian H. , Montazer M. Decorating silver nanoparticles on electrospun cellulose nanofibers through a facile method by dopamine and ultraviolet irradiation. Cellulose, 2017, 24(8): 3179-3190.

[236] Li M. , Liu X. , Xu Z. , et al. Dopamine modified organic-inorganic hybrid coating for antimicrobial and osteogenesis. ACS Applied Materials & Interfaces, 2016, 8(49): 33972-33981.

[237] Sileika T. S. , Kim H. -D. , Maniak P. , et al. Antibacterial performance of polydopamine-modified polymer surfaces containing passive and active components. ACS Applied Materials & Interfaces, 2011, 3(12): 4602-4610.

[238] Cai R. , Tao G. , He H. , et al. One-step synthesis of silver nanoparticles on polydopamine-coated sericin/polyvinyl alcohol composite films for potential antimicrobial applications. Molecules, 2017, 22(5): 721.

[239] Tang L. , Livi K. J. T. , Chen K. L. Polysulfone membranes modified with bioinspired polydopamine and silver nanoparticles formed in situ to mitigate biofouling. Environmental Science &

Technology Letters, 2015, 2(3): 59-65.

[240] Yang Z. , Wu Y. , Wang J. , et al. In situ reduction of silver by polydopamine: a novel antimicrobial modification of a thin-film composite polyamide membrane. Environmental Science & Technology, 2016, 50(17): 9543-9550.

[241] Liu C. -Y. , Huang C. -J. Functionalization of polydopamine via the aza-Michael reaction for antimicrobial interfaces. Langmuir, 2016, 32(19): 5019-5028.

[242] Zhu J. , Uliana A. , Wang J. , et al. Elevated salt transport of antimicrobial loosenanofiltration membranes enabled by copper nanoparticles via fast bioinspired deposition. Journal of Materials Chemistry A, 2016, 4(34): 13211-13222.

[243] Zhu J. , Wang J. , Uliana A. A. , et al. Mussel-inspired architecture of high-flux loose nanofiltration membrane functionalized with antibacterial reduced graphene oxide-copper nanocomposites. ACS Applied Materials & Interfaces, 2017, 9(34): 28990-29001.

[244] Yeroslavsky G. , Richman M. , Dawidowicz L. -o. , et al. Sonochemically produced polydopamine nanocapsules with selective antimicrobial activity. Chemical Communications, 2013, 49 (51): 5721-5723.

[245] Yeroslavsky G. , Lavi R. , Alishaev A. , et al. Sonochemically-produced metal-containing polydopamine nanoparticles and their antibacterial and antibiofilm activity. Langmuir, 2016, 32 (20): 5201-5212.

[246] Zhang M. , Peltier R. , Zhang M. , et al. In situ reduction of silver nanoparticles on hybrid polydopamine-copper phosphate nanoflowers with enhanced antimicrobial activity. Journal of Materials Chemistry B, 2017, 5(27): 5311-5317.

[247] Li H. , Yan Y. , Gu X. , et al. Organic-inorganic hybrid based on co-assembly of polyoxometalate and dopamine for synthesis of nanostructured Ag. Colloids and Surfaces A: Physicochemical and Engineering Aspects, 2018, 538: 513-518.

[248] Cao P. , Yang Y. , Uche F. I. , et al. Coupling plant-derived cyclotides to metal surfaces: an antibacterial and antibiofilm study. International Journal of Molecular Sciences, 2018, 19 (3): 793.

[249] Yeroslavsky G. , Girshevitz O. , Foster-Frey J. , et al. Antibacterial and antibiofilm surfaces through polydopamine-assisted immobilization of lysostaphin as an antibacterial enzyme. Langmuir, 2015, 31(3): 1064-1073.

[250] Gao Q. , Li P. , Zhao H. , et al. Methacrylate-ended polypeptides and polypeptoids for antimicrobial and antifouling coatings. Polymer Chemistry, 2017, 8(41): 6386-6397.

[251] Chang C. C. , Kolewe K. W. , Li Y. Y. , et al. Underwater superoleophobic surfaces prepared from polymer zwitterion/dopamine composite coatings. AdvancedMaterials Interfaces, 2016, 3 (6): 9: 1500521.

[252] Xu G. , Liu P. , Pranantyo D. , et al. Antifouling and antimicrobial coatings from zwitterionic and cationic binary polymer brushes assembled via "Click" reactions. Industrial & Engineering

Chemistry Research, 2017, 56(49): 14479-14488.

[253] Jiang J. , Zhu L. , Zhu L. , et al. Antifouling and antimicrobial polymer membranes based on bioinspired polydopamine and strong hydrogen-bonded poly (N-vinyl pyrrolidone). ACS Applied Materials & Interfaces, 2013, 5(24): 12895-12904.

[254] Felgueiras H. P. , Wang L. M. , Ren K. F. , et al. Octadecyl chains immobilized onto hyaluronic acid coatings by thiol-ene "Click Chemistry" increase the surface antimicrobial properties and prevent platelet adhesion and activation to polyurethane. ACS Applied Materials & Interfaces, 2017, 9(9): 7979-7989.

[255] Yu S. , Li G. , Liu R. , et al. Dendritic Fe_3O_4@ poly(dopamine)@ PAMAM nanocomposite as controllable NO - releasing material: a synergistic photothermal and NO antibacterial study. Advanced Functional Materials, 2018, 28(20): 1707440.